Meha Rai

Plano de engenharia reversa baseado em tecidos moles para cirurgia ortognática

Meha Rai

Plano de engenharia reversa baseado em tecidos moles para cirurgia ortognática

ScienciaScripts

Imprint
Any brand names and product names mentioned in this book are subject to trademark, brand or patent protection and are trademarks or registered trademarks of their respective holders. The use of brand names, product names, common names, trade names, product descriptions etc. even without a particular marking in this work is in no way to be construed to mean that such names may be regarded as unrestricted in respect of trademark and brand protection legislation and could thus be used by anyone.

Cover image: www.ingimage.com

This book is a translation from the original published under ISBN 978-3-330-03613-0.

Publisher:
Sciencia Scripts
is a trademark of
Dodo Books Indian Ocean Ltd. and OmniScriptum S.R.L publishing group

120 High Road, East Finchley, London, N2 9ED, United Kingdom
Str. Armeneasca 28/1, office 1, Chisinau MD-2012, Republic of Moldova, Europe
Managing Directors: Ieva Konstantinova, Victoria Ursu
info@omniscriptum.com

Printed at: see last page
ISBN: 978-620-8-52458-6

RECONHECIMENTO

Eu, **Dra. MEHA RAI,** aproveito esta oportunidade para expressar o meu agradecimento e gratidão ao meu orientador**, Dr. Rohit Punga,** Professor e Chefe de Departamento, Departamento de **Cirurgia Oral e Maxilofacial, Escola de Ciências Dentárias, Greater Noida,** pelo seu apoio, orientação e encorajamento que recebi durante o tempo em que trabalhei nesta Dissertação da Biblioteca

Estou igualmente grato aos meus professores, **Dr. Sachin Kumar**, M.D.S, Professor Associado, **Dr. Nitin Bhagat**, M.D.S, Professor Associado, **Dr. Rohit Sharma**, M.D.S, Professor Associado e **Dr. Siddharth Rawat**, M.D.S, Professor Sénior, pelo seu apoio contínuo, motivação, boa vontade e ajuda atempada para tornar este estudo possível.

Dedico este trabalho aos meus pais**, Sr. Ashok Rai e Sra. Rekha Rai,** aos meus irmãos e cunhada **Er. Ankit-Shalini Rai, Er. Amit-Priyanka Rai**, que sempre foram os pilares de apoio e a fonte de inspiração para tudo na vida. Gostaria também de agradecer aos meus amigos **Dr. Aparna, Dr. Sharvi e Dr. Farheen**, que me apoiaram durante este trabalho.

Índice

INTRODUÇÃO

A cirurgia ortognática é um procedimento especializado destinado a indivíduos com desarmonia dento-maxilo-facial. Quando existem deformidades nos ossos maxilofaciais, estas podem impedir a sua função adequada, afectando actividades essenciais como a mastigação, a respiração e a fala. Estas deformidades podem também levar a problemas funcionais significativos, como a apneia do sono, a má oclusão ou a falta de harmonia esquelética. Para além das preocupações funcionais, muitos procuram a cirurgia ortognática para melhorar a estética facial.

Para os doentes que ultrapassaram a idade de modificação do crescimento ou que apresentam condições dento-faciais graves que não podem ser tratadas eficazmente com camuflagem cirúrgica ou ortodôntica, a cirurgia ortognática é considerada o tratamento principal para reposicionar a maxila, a mandíbula ou o queixo. O processo de planeamento para melhorar a atratividade facial torna-se ainda mais desafiante quando se combinam os dois objectivos de melhorar o alinhamento da mordida e alcançar a atratividade estética. É lamentável observar que a correção da mordida não conduz consistentemente à melhoria ou preservação das caraterísticas faciais. Em alguns casos, a ânsia do ortodontista em corrigir a mordida pode, inadvertidamente, diminuir a atratividade facial. Este resultado pode resultar de um desrespeito pela estética facial ou de uma má compreensão dos objectivos estéticos desejáveis.[1, 2]

O principal objetivo da ortodontia pré-operatória é conseguir o alinhamento e o nivelamento adequados dos dentes em relação ao osso basal. Existem vários objectivos específicos que podem ser visados durante o processo de tratamento. Estes podem incluir a resolução de qualquer compensação dentária, invertendo-a, assegurando a inclinação correta dos incisivos e a largura transversal da arcada, bem como a manutenção da linha média dentária. [2]

Os procedimentos cirúrgicos ortognáticos englobam a possibilidade de realização de cirurgia maxilar, cirurgia mandibular ou mesmo a combinação de ambas. Para melhorar a dinâmica do fluxo aéreo nasal, pode ser necessária a realização concomitante de cirurgia intranasal, incluindo septoplastia e redução do corneto inferior. Para certos indivíduos, a opção de genioplastia e lipoaspiração do pescoço também pode ser considerada para melhorar ainda mais o resultado estético global.[1]

Para garantir um planeamento cirúrgico preciso, é necessário simular as osteotomias, os movimentos dos segmentos ósseos e prever com precisão as alterações resultantes nos tecidos moles faciais causadas por esses movimentos.

O perfil pós-operatório dos tecidos moles desempenha um papel significativo na forma como os pacientes percepcionam o resultado do tratamento de cirurgia ortognática. Consequentemente, assegurar um equilíbrio estético harmonioso dos tecidos moles torna-se uma consideração primordial para os cirurgiões maxilofaciais durante o exame pré-operatório e o planeamento do tratamento de qualquer caso ortognático. A obtenção de um resultado estético e oclusal desejável depende em grande medida da precisão do processo de planeamento do tratamento. Antes de se submeter a uma cirurgia, é crucial avaliar minuciosamente as posições do nariz, dos lábios e dos maxilares nas direcções frontal e sagital, bem como analisar cuidadosamente a quantidade, as proporções e as formas dos tecidos moles. Este exame meticuloso é necessário para garantir a obtenção de uma impressão de perfil ideal que seja mais adequada para o indivíduo. Além disso, é amplamente reconhecido no campo da literatura que o terço médio da face representa o maior desafio em termos de previsão precisa, principalmente devido à sua falta de resposta proporcional ao movimento ósseo após as osteotomias de LeFort[3].

A cefalometria e a fotogrametria 2-D, que são habitualmente utilizadas em casos de cirurgia ortognática de rotina, são ferramentas económicas que têm o potencial de analisar e prever o perfil resultante[4].

As deformidades dento-faciais requerem frequentemente uma abordagem de tratamento abrangente que combine intervenções ortodônticas e cirúrgicas. Exemplos destas intervenções incluem a osteotomia Le Fort I (LFI), a osteotomia sagital bilateral dividida (BSSO), a osteotomia sagital dividida do ramo (SSRO), a osteotomia vertical intra-oral do ramo (IVRO), a cirurgia bimaxilar e a genioplastia. As metodologias bidimensionais são frequentemente utilizadas no planeamento destas intervenções. O avanço e o aperfeiçoamento dos gráficos 3D e das ferramentas de imagiologia proporcionam uma oportunidade para os cirurgiões se aprofundarem no planeamento cirúrgico e preverem com precisão os potenciais resultados de várias abordagens clínicas. Além disso, a utilização de tecnologia laser 3D avançada permite a digitalização e o mapeamento da superfície facial, o que ajuda muito os cirurgiões a determinar os procedimentos cirúrgicos adequados necessários para tratar a dismorfologia facial. Esta tecnologia não só ajuda a identificar o tipo de cirurgias necessárias, como também fornece informações valiosas sobre a extensão e a direção dos movimentos cirúrgicos necessários para a correção. Além disso, tem havido um grande aumento do interesse pela previsão da reação dos tecidos moles aos movimentos dos tecidos duros. Tornou-se evidente que os métodos bidimensionais tradicionais são inadequados para este fim, uma vez que negligenciam a terceira dimensão crucial...[5]] Para avaliar os tecidos moles em regiões como a paranasal, zigomática, bochecha e outras áreas faciais, é essencial a utilização de técnicas de imagem tridimensionais (3D), como a tomografia computorizada 3D (TC) e as imagens de digitalização facial 3D (3D-FSI). As ferramentas para o planeamento pré-cirúrgico podem estimar a aparência facial tridimensional calculando a forma como o tecido mole responde a alterações na estrutura esquelética subjacente. Foram exploradas várias abordagens para prever as reacções dos tecidos moles, sendo os métodos mais comuns o modelo massa-mola (MSM), o modelo de elementos finitos (FEM) e o modelo de tensor de massa (MTM)[[72]].

De facto, a possibilidade de conhecer a resposta dos tecidos moles às intervenções cirúrgicas ajuda os cirurgiões a planearem os movimentos cirúrgicos e dá-lhes mais A capacidade de antecipar a resposta dos tecidos moles após os procedimentos cirúrgicos ajuda os cirurgiões a planearem as manobras cirúrgicas e dá-lhes uma ideia da necessidade de ajustes ortodônticos. Além disso, estas intervenções têm como objetivo não só retificar as irregularidades faciais para fins funcionais, mas também melhorar o aspeto estético das caraterísticas faciais dos pacientes. Consequentemente, uma estratégia de tratamento precisa tem um peso significativo na obtenção de resultados favoráveis, tanto a nível estético como em termos de oclusão. Assim, ter uma antevisão da forma como os tecidos moles se irão adaptar tem um enorme significado. No futuro, esta perspetiva poderá abrir caminho a uma abordagem de planeamento cirúrgico que melhor se alinhe com as aspirações estéticas dos pacientes, para além de responder às necessidades de correção funcional..[5]

Foram tidos em consideração vários métodos diferentes para prever e antecipar as reacções dos tecidos moles. Estes modelos constituem a base da maioria dos pacotes de software utilizados atualmente na prática clínica. Em geral, parece que estes programas de software atingem um nível de precisão aceitável. No entanto, existem algumas imprecisões quando se trata de áreas específicas da face, tais como à volta do lábio[6].

OBJECTIVO DO TRATAMENTO EM CIRURGIA ORTOGNÁTICA

Função

As funções fundamentais do rosto estão encapsuladas nas três Chaves Funcionais Faciais: 1) Respirar 2) Comer 3) Comunicar. As perturbações no crescimento e no desenvolvimento podem impedir estas funções essenciais, levando o sistema a adaptar-se através de um ligeiro ajuste na forma e na posição ou, em detrimento, provocando dor e danos nos tecidos. Por conseguinte, o objetivo do planeamento facial 3D é obter um resultado esteticamente agradável e funcional, restabelecendo as formas orgânicas e configurando alinhamentos adequados para cada componente facial. Esta abordagem permite que o sistema facial execute eficazmente as três Chaves Funcionais Faciais, resultando numa aparência esteticamente harmoniosa. Assegurar a orientação correta da cabeça é a fase inicial fundamental no planeamento dos tratamentos faciais. Negligenciar este passo crucial irá inerentemente comprometer os resultados ortodônticos e cirúrgicos desde o início.

O clínico precisa de perceber que a postura da cabeça é ditada pelos músculos da cabeça e do pescoço. Estes músculos podem responder de forma difuncional aos distúrbios de crescimento ou às compensações que surgem desses problemas de crescimento. As interferências na oclusão, a constrição das vias respiratórias e a dor muscular podem causar uma postura inadequada e uma posição alterada da cabeça. Por exemplo, um doente que tenha uma via aérea pequena abrirá inconscientemente a via aérea rolando a cabeça para a frente sobre os ombros para posicionar o maxilar para baixo e para a frente, abrindo assim a via aérea. Uma vez que a oclusão, a face e as vias respiratórias estão a ser tratadas para corrigir este tipo de compensações, esperamos que a postura se restabeleça naturalmente após a cirurgia. Por este motivo, devemos tratar uma posição de cabeça corrigida em vez de uma posição de cabeça natural estrita. A visualização 3D permite o posicionamento (orientação) da cabeça sem influência muscular. A postura reta pode ser atribuída à medida que o doente é digitalmente levado a olhar para o horizonte. A posição correta da cabeça não deve ser determinada através da visualização estática de cada plano bidimensional de orientação. Utilizando software 3D, a cabeça pode e deve ser movida através de gamas de posições, ao longo de cada eixo plano, para revelar desvios em relação à postura corrigida da cabeça pretendida.

Estética

Existe uma deformidade dento-facial quando os dentes não se encaixam devido a uma incompatibilidade de tamanho e/ou relação dos maxilares. A desarmonia dento-facial é acompanhada de problemas funcionais e de aparência, incluindo problemas ao incisar, mastigar, respirar, falar, sorrir, fechar os lábios e estruturas faciais fortes, fracas ou assimétricas. Esta combinação de preocupações funcionais e de aparência é incómoda e motiva os doentes a procurar tratamento. O objetivo tradicional da cirurgia ortognática é proporcionar uma oclusão normal para melhorar a função mastigatória, com possíveis benefícios secundários de outras melhorias funcionais e estéticas. No entanto, é comum atualmente que os pacientes sejam mais motivados (ou pelo menos tanto) pela oportunidade cosmética que a cirurgia dos maxilares permite.

Da mesma forma, a estabilidade cirúrgica e a estética também são complementares. A fixação rígida e o uso liberal de enxertos interposicionais permitem praticamente qualquer movimento tridimensional no espaço com maior estabilidade. O cirurgião ortognático com preocupações estéticas deve sentir-se confortável com movimentos complexos e de grande magnitude, para conseguir uma oclusão de Classe I e um equilíbrio, função e harmonia faciais óptimos. O último nível de intervenção é a atenção à forma e morfologia do esqueleto maxilomandibular e das regiões e tecidos circundantes. O aumento e/ou redução ou outras modificações do zigoma, órbitas, nariz, lábios, ângulos mandibulares, queixo e região submental devem ser considerados e incorporados no plano de tratamento.

Níveis de objectivos em cirurgia ortognática estética

1. Oclusão de classe I
2. Esqueleto facial numa posição esteticamente (e funcionalmente) optimizada no espaço
3. Controlo ou modificação adjuvante dos tecidos duros e moles da face para otimizar a estética [7]

.

Estabilidade

Um resultado esquelético e dentário-oclusal estável é de importância primordial. É importante encontrar um equilíbrio pragmático entre estes três objectivos. A melhoria estética é de importância primordial, uma vez que a maioria dos pacientes "deseja uma melhoria na sua aparência dentofacial". No entanto, a avaliação clínica facial deve ser sempre crítica em relação à morfologia dentofacial e às relações estéticas no que respeita à função dentofacial. Tal como na arquitetura, a forma e a função estão intimamente relacionadas. O tratamento ortognático deve evitar, tanto quanto possível, a alteração de uma em detrimento da outra.[8]

AVALIAÇÃO SISTÉMICA DO DOENTE

O passo crítico na cirurgia ortognática é a avaliação do paciente. Os problemas, desproporções e diagnósticos devem ser identificados e discriminados, para desenvolver uma estratégia de correção. O plano cirúrgico pode então ser implementado para atingir todos os objectivos funcionais e estéticos. A avaliação deve ser sistemática e organizada.

O paciente com uma deformidade dento-facial recebe os melhores resultados da terapia cirúrgica quando existe uma comunicação clara e efectiva entre o ortodontista e o cirurgião maxilofacial desde o início do tratamento. Tanto o cirurgião como o ortodontista devem estar familiarizados com os registos padrão necessários, e os dados sobre o paciente devem ser partilhados independentemente de quem realiza as investigações. O tratamento só deve começar depois de o ortodontista e o cirurgião terem consultado o doente e de ter sido elaborado conjuntamente um plano de tratamento (os registos podem ser duplicados)

Em casos de rotina, esta avaliação inclui o seguinte:

1. Avaliação geral do paciente
2. Avaliação sociopsicológica
3. Avaliação estética facial
4. Avaliação radiográfica
5. Avaliação da oclusão e do molde de estudo

Avaliação geral do paciente

Historial médico

O historial médico do paciente pode ser obtido através de um questionário que o paciente preenche na primeira consulta. Uma parte essencial da avaliação do risco inclui a realização, pelo cirurgião, de uma revisão exaustiva dos registos médicos do doente e a realização de um historial e de um exame físico. É também importante um exame geral de apuramento pelo pediatra ou médico de clínica geral do doente e uma confirmação adicional do estado de saúde do doente através de análises laboratoriais adequadas. A gestão dos riscos e as potenciais complicações relacionadas com qualquer problema médico devem ser discutidas com o doente e cuidadosamente documentadas. Se necessário, devem ser consultados outros médicos especialistas que tratam o doente e devem ser obtidos relatórios sobre doenças existentes e medicamentos que o doente possa estar a tomar. Também é importante procurar e reconhecer síndromes congénitas, porque esses pacientes podem ter padrões de crescimento incomuns e podem responder de forma imprevisível ao tratamento ortodôntico ou cirúrgico.

O teste de gravidez das mulheres em idade fértil deve ser efectuado por rotina na manhã da cirurgia. Para os adultos de meia-idade que estão a considerar a cirurgia ortognática, os factores de risco médicos adicionais podem incluir doenças cardiovasculares; obesidade ou índice de massa corporal elevado; apneia obstrutiva do sono; diabetes; doença pulmonar; história de tabagismo; potencial para trombose venosa profunda ou embolia pulmonar; e osteoporose ou utilização de tratamento com bifosfonatos. O doente adulto com um índice de massa corporal elevado que é submetido a uma cirurgia corre um risco superior à média de complicações intra e pós-operatórias. A presença de apneia obstrutiva do sono em doentes com uma deformidade da mandíbula deve ser considerada e excluída. Os factores específicos dos doentes que podem prejudicar a cicatrização de feridas incluem a diabetes mellitus, o tabagismo, o tratamento com bifosfonatos para a osteoporose, o mau estado nutricional e a exposição crónica a glucocorticóides.

Sabe-se que o tratamento com bisfosfonatos para a osteoporose pode afetar a atividade dos osteoclastos e que pode ter um impacto negativo no sucesso da cicatrização óssea. As diretrizes actuais relativas ao tratamento com bisfosfonatos continuam a evoluir e devem ser seguidas quando se planeiam procedimentos maxilares ou dentoalveolares.

O risco perioperatório para a via aérea e seu manejo devem ser considerados durante todas as fases do tratamento cirúrgico, inclusive antes da intubação nasotraqueal, durante a cirurgia, no momento da extubação e logo após a extubação. As decisões sobre o momento da extubação após a cirurgia devem ser tomadas pelos médicos com base nos critérios de extubação e nos factores de risco específicos do doente. Em geral, o cirurgião está presente no momento da extubação, caso seja necessária uma traqueostomia de emergência ou uma reintubação.

Avaliação dentária

História

Devem ser revistos os tratamentos anteriores de restauração, ortodônticos, periodontais e de dor facial. A história dentária é muitas vezes um barómetro importante do provável compromisso do doente com o tratamento futuro.

Avaliação geral

A higiene oral e os tratamentos dentários anteriores são boas indicações do "QI dentário" do doente e da sua motivação para tratamentos futuros. Devem ser registadas as cáries, a patologia periodontal e periapical e a presença de dentes não irrompidos e/ou impactados. A necessidade de implantes deve ser avaliada para possível integração no plano de tratamento final. As decisões protéticas finais são adiadas, no entanto, até à conclusão do tratamento ortodôntico cirúrgico.

Considerações periodontais

O prognóstico de quaisquer dentes afectados periodontalmente é estabelecido e o efeito do tratamento ortodôntico e cirúrgico é considerado. A doença periodontal e a gengiva inadequadamente aderida devem ser tratadas antes do início do tratamento ortodôntico. A gestão a longo prazo, o tratamento periodontal adicional e o prognóstico devem ser discutidos com o periodontista e o paciente.

Oclusal - avaliação da função oral

A mastigação, a deglutição, a respiração bucal, os hábitos alimentares modificados e a abertura máxima da boca são documentados. O ressonar e a respiração durante o sono (por exemplo, apneia do sono) devem ser registados e investigados. O efeito das deformidades dentofaciais na fala deve ser registado e o doente deve ser encaminhado para uma avaliação da fala antes do tratamento. Os hábitos de impulso da língua, sucção do polegar e mordedura dos lábios devem ser registados e o seu efeito na deformidade deve ser avaliado.

Avaliação psicológica social

A avaliação da constituição sócio-psicológica do doente é frequentemente negligenciada.

É importante considerar as motivações do doente para o tratamento e determinar as suas expectativas em relação ao tratamento. Existem duas causas básicas de insatisfação do doente com o resultado do tratamento: (1) falha do médico em informar claramente o doente sobre os resultados realistas e prováveis do tratamento (especialmente os resultados estéticos) e (2) expectativas demasiado optimistas do doente relativamente aos resultados do tratamento.

O passado e o presente devem ser devidamente analisados, e o futuro possível deve ser discutido. Durante a primeira consulta, deve ser apresentado ao doente o conceito de cirurgia dos maxilares. O médico deve fornecer ao doente uma visão geral realista e compreensível relativamente aos princípios do tratamento ortognático e às possibilidades gerais de tratamento do problema dentofacial específico do doente. Compreender as preocupações, motivações e expectativas do paciente irá fornecer uma visão sobre a sua saúde psicológica.

O médico deve abster-se de sobrecarregar o doente com um entusiasmo evidente sobre os benefícios do tratamento, mas sim permitir que o doente tome a sua própria decisão. Alguns doentes podem precisar de tempo para discutir o futuro tratamento com a família ou amigos. Pode ser necessário um aconselhamento adicional sobre as expectativas realistas do tratamento, e o tratamento pode mesmo ser adiado até que, através de orientação psicológica, o doente consiga lidar com a realidade do tratamento.

O doente e os membros da família ou outras pessoas significativas que compõem a sua rede social imediata precisam de uma explicação clara e consistente do seguinte

- Os objectivos cirúrgicos, os resultados esperados do tratamento e as limitações da previsão de resultados exactos
- Como é que a cirurgia se irá enquadrar no plano de tratamento global (por exemplo, ortodontia, reabilitação dentária, terapia da fala, controlo das vias respiratórias)
- Os potenciais riscos, complicações e limitações de cada procedimento planeado
- O que esperar durante o internamento (por exemplo, desconforto, inchaço, necessidades de higiene, limitações na atividade e na alimentação, limitações na

abertura da boca e no controlo do vedante labial, dificuldades na fala e na comunicação)

- O que esperar após a alta hospitalar (ou seja, necessidades de convalescença contínuas)
- O que o doente e a família devem fazer para maximizar um resultado favorável
- Quando é que o doente pode esperar retomar uma rotina mais normal
- O tempo previsto para a cicatrização completa.

Avaliação estética facial

A avaliação do paciente é o primeiro passo fundamental na cirurgia ortognática estética. Os problemas, desproporções e diagnósticos devem ser identificados e discriminados, para desenvolver uma estratégia de correção. O plano cirúrgico pode então ser implementado para atingir todos os objectivos funcionais e estéticos. A avaliação deve ser sistemática e organizada, começando globalmente e depois regionalmente (de preferência de cima para baixo). Uma série de medições são efectuadas e comparadas com "normas" para ajudar a sugerir as relações e orientar os diagnósticos (ver cefalometria, antropometria). O exame é efectuado a uma escala macro, depois regional e finalmente a um nível micro. Não se deve sublinhar a importância do suporte e da cobertura dos tecidos moles, uma vez que estes representam as deformidades ósseas subjacentes e a correção deve ser orientada para melhorar de forma óptima a aparência facial.

Macroestética

A avaliação global fornece a gestalt global, reflectindo o equilíbrio versus desequilíbrio; apoio versus fraqueza; simetria versus assimetria. Num rosto agradável e equilibrado, nenhuma caraterística isolada deve chamar a atenção. Em vez disso, o conjunto das partes individuais deve ser apelativo. Existe alguma região ou componente anatómico que não esteja em equilíbrio com o resto do rosto? Por exemplo, os olhos são desiguais? O nariz é demasiado proeminente? O terço inferior do rosto é diminuto? Existe assimetria de lado a lado?

Microestética

São considerados os próprios dentes e o suporte periodontal. Inicialmente, é documentada a relação com as unidades estéticas circundantes (lábios e sorriso). A linha média maxilar deve coincidir com a linha média facial e também deve coincidir com a linha média mandibular. A exposição dos dentes maxilares em repouso é geralmente de 2-4 mm, com as mulheres mais jovens no lado superior do espetro. Na dimensão transversal, o sorriso deve ser suficientemente largo para preencher os corredores bucais e eliminar qualquer espaço negro ou negativo. O arco do sorriso é a relação entre a borda incisal dos dentes anteriores superiores em relação ao lábio inferior. Um arco de sorriso adequado é percepcionado como jovem e estético.

Avaliação radiográfica

Na prática ortodôntica atual, sempre que um paciente necessita de uma combinação de tratamento ortodôntico e cirurgia ortognática, os seus objectivos de tratamento são normalmente avaliados através de cefalometrias laterais e ântero-posteriores. A importância desta análise cefalométrica reside em múltiplos aspectos: o primeiro é que a análise cefalométrica é crucial no diagnóstico de anomalias esqueléticas e dentárias. Em segundo lugar, permite aos clínicos avaliar as alterações operatórias durante e após o período de tratamento, para não mencionar o seu papel na simulação da cirurgia ortognática através do que é conhecido como "Objetivo de Tratamento Cirúrgico" (OST).

(Burstone et al., 1978)1 Desenvolveram um modo de análise cefalométrica especialmente concebido para pacientes que necessitam de cirurgia maxilofacial. Foi desenvolvido para utilizar pontos de referência e medições que podem ser alterados por procedimentos cirúrgicos comuns. E porque as medições são principalmente lineares, podem ser prontamente aplicadas a sobreposições de previsão e a montagens de gesso de estudo e podem servir de base para a avaliação da estabilidade pós-tratamento. O sistema COGS descreve as posições horizontais e verticais dos ossos faciais utilizando sistemas de coordenadas constantes, podendo ser classificado resumidamente da seguinte forma

- As dimensões do osso são representadas por medições lineares diretas.
- A forma dos ossos é representada pelas medidas angulares.
- Medidas verticais e horizontais (esqueléticas e dentárias).
- Posição maxilo-mandibular.
- Forma facial e posição e forma dos lábios.

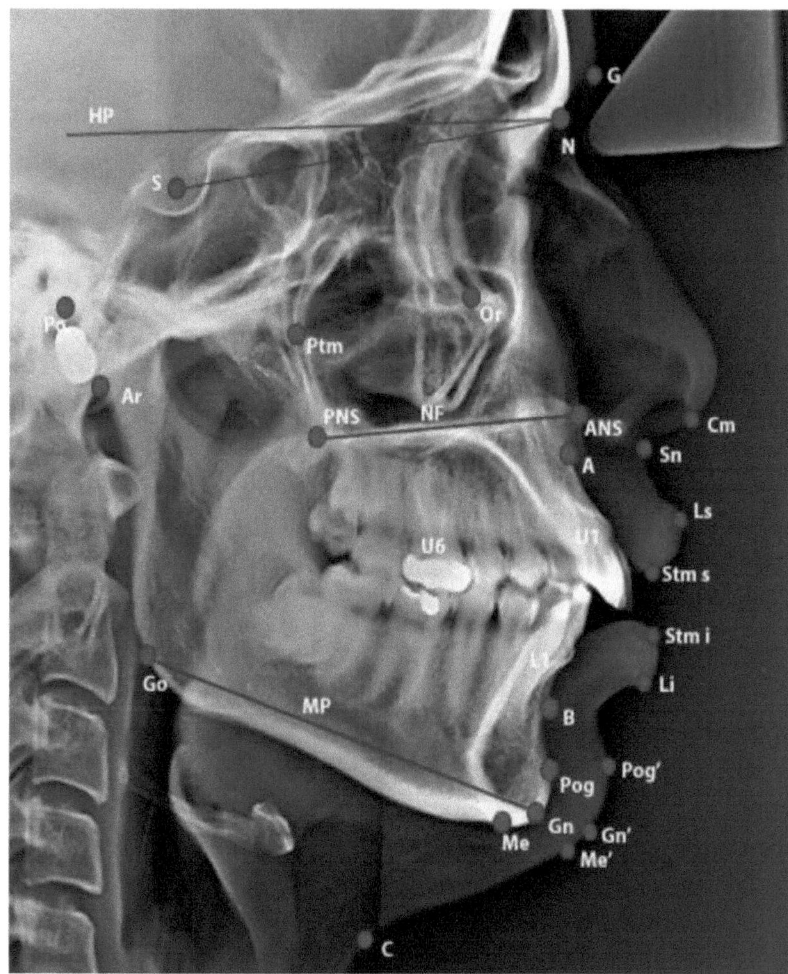

Fig:2 Um diagrama que ilustra os pontos de interesse relevantes (pontos de referência). Um total de (28) pontos de referência e (3) planos de referência.

Parameter	Description
Cranial Base	
Ar-Ptm (//HP)	the distance between Ar and Ptm which is measured parallel to HP. Ar-Ptm indicates the position of mandible in relation to posterior surface of maxilla
Ptm-N (//HP)	the distance between Ptm and N which is measured parallel to HP. Ptm-N indicates the position of posterior border of maxilla in relation to Nasion
Horizontal (Skeletal, Dental)	
N-A-Pog	the angle formed between N-A and A-Pg. A positive angle indicates convex profile while negative angle indicates concave profile
N-A (//HP)	A perpendicular to HP is dropped from N (N perpendicular) and horizontal distance parallel to HP is measured from point A. This measurement describes the position of apical base of maxilla in relation to nasion.
N-B (//HP)	The distance between Point B and Nasion perpendicular (N perpendicular). This measurement describes the position of apical base of mandible in relation to nasion.
N-Pog (//HP)	the distance between Pogonion and Nasion perpendicular (N perpendicular to HP). This measurement describes the position of mandibular chin in relation to nasion.
Vertical (Skeletal. Dental)	
N-ANS (.LHP)	The distance between N and ANS measured perpendicular to HP gives us the Middle third facial height. Any increase or decrease in this value indicates increased or decreased middle third facial height respectively.
ANS-Gn (.LHP)	The distance between ANS and Gn measured perpendicular to HP gives us the Lower third facial height. Any increase or decrease in this value indicates increased or decreased lower third facial height respectively.

PNS-N (.lHP)	Distance between PNS and HP gives us the posterior maxillary height. Any increase or decrease in this value indicates increased or decreased posterior maxillary height respectively.
MP-HP	The mandibular plane angle in relation to Horizontal plane intersecting at Gn gives us posterior divergence of mandible. Any increase or decrease in value suggests increased or decreased posterior facial divergence.
Ul-NF (.lNF)	The perpendicular distance from incisal edge of upper incisor to palatal plane is measured. Any increase or decrease in this value indicates increased or decreased upper anterior dental height respectively.
Ll-MP (.lMP)	The perpendicular distance between incisal edge of lower incisor to MP is measured. Any increase or decrease in this value indicates increased or decreased lower anterior dental height respectively.
U6-NF (.lNF)	A perpendicular line is dropped from the tip of mesiobuccal cusp of upper first molar to palatal plane. Any increase or decrease in this value indicates increased or decreased upper posterior dental height respectively.
L6-MP (1.MP)	A perpendicular line is dropped from the mesiobuccal cusp of lower first molar to MP. Any increase or decrease in this value indicates increased or decreased lower posterior dental height respectively.
Maxilla, Mandible	
PNS-ANS (//HP)	Distance between these two points on HP gives us total effective maxillary length
Ar-Go (linear)	Mandibular ramal length is the linear distance between Articulare and Gonion. Variation in Ramal length can be a causative factor for skeletal open bite or deep bite.
Go-Pog (linear)	Mandibular body length is the linear distance between Gonion and Pogonion. increase in length denotes skeletal class III, decrease in length signifies skeletal class II.
B-Pog (//MP)	The distance between the Pogonion and B point of the mandible parallel to mandibular plane.

Ar-Go-Me	This measurement represents the relationship between the ramal plane and mandibular plane. Gonial angle also contributes to skeletal open bite or deep bite.
Dental	
OP-HP	OP is Occlusal Plane constructed from buccal groove of first permanent molars through a point 1 mm apical to the incisal edge of the upper central incisors. The angle between this plane and the Horizontal reference plane is obtained. An increased angle indicates an skeletal open bite, whilst a decreased angle indicates a skeletal deep bite.
Ul-NF	An angle constructed between a line passing through the tip of incisal edge through the root tip of upper incisor and NF line. Giving us the inclination of the upper incisors in relation to NF plane.
A-B (//OP)	The distance between projection of Point A and Point B on OP. This distance gives us relationship between maxillary and mandibular apical bases in relation to OP
Ll-MP	An angle constructed by intersecting a line joining the incisal edge of lower incisor passing through its root tip and MP. angle gives inclination of lower incisors in relation to MP.
Facial Form	
Facial Convexity	A line dropped form Glabella 'G' to Subnasale 'Sn' and a line Sn to soft. increased +ve value = convex profile Increased -ve value = concave profile (class III skeletal and dental relationship)
MX Prognathism	A line dropped perpendicular to horizontal plane from Glabella. Measure the distance from perpendicular line to Sn (parallel to HP). Describes the amount of maxillary excess/deficiency in anteroposterior dimension.
MD Prognathism	A line dropped perpendicular line to HP from Glabella. Measure the position of the pogonion from this line parallel to HP. Increased -ve value indicated mandible is retrognathic.
Vertical Height Ratio	A line dropped perpendicular line to HP from Glabella, to this line drop a perpendicular line to Sn and M. Measure the distance from G-Sn and Sn-Me (all perpendicular to HP)

L Face-Throat Angle	Formed by the intersection of lines Sn-Gn & Gn-C. Obtuse lower face neck angle indicates that any procedures that reduce the prominence of chin should not be done.
L Face Ht-Depth Rt	A line dropped from Sn to Gn and C to Gn. Measure the distance from Sn-Gn and C --Gn. If the ratio is more than 1 = short neck.
Lip Position and Form	
Naso-labial Angle	A line is drawn from Sn to Cm and draw a line from Sn to Ls.
Upper Lip Protrusion	a line is drawn from Sn to soft tissue Pg the amount of lip Protrusion / Retrusion is measured with perpendicular linear distance from this line to the prominent point of the lip.
Lower Lip Protrusion	A line is drawn from Sn to Pg and the amount of lip protrusion / retrusion is measured with perpendicular linear distance from this line to the most prominent point of both lips.
Mentolabial Sulcus	The perpendicular distance between deepest point on the mentolabial sulcus to Li-Pg line.
Vertical Lip-Chin Ratio	The ratio between these two measurements (Sn -Stms / Stmi-Me), it's done to assess the lower third of the face.
Ul Exnosure	The distance between tip of upper central incisor and Stms.
Interlabial Gap	It is the distance between Stms and Stmi, useful in assessing lip competence.

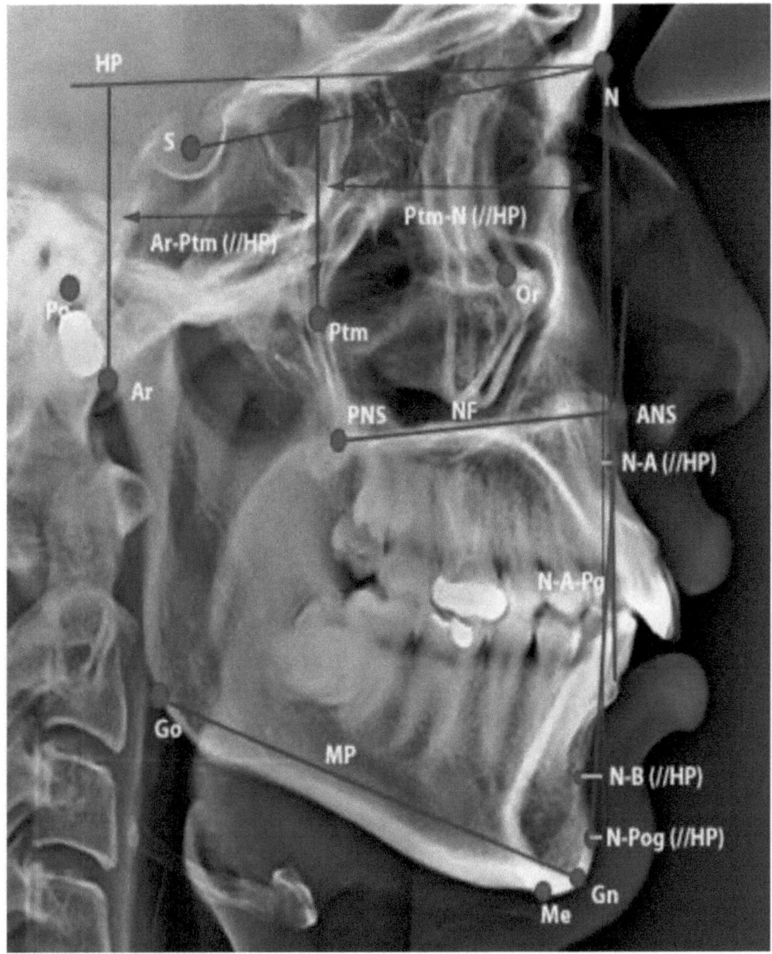

Fig. 3 Esquema ilustrativo das medidas relativas à base do crânio e das relações horizontais esqueléticas/dentárias consideradas na análise COGS, sendo (1) angular e (5) linear, totalizando (6) medidas esqueléticas.

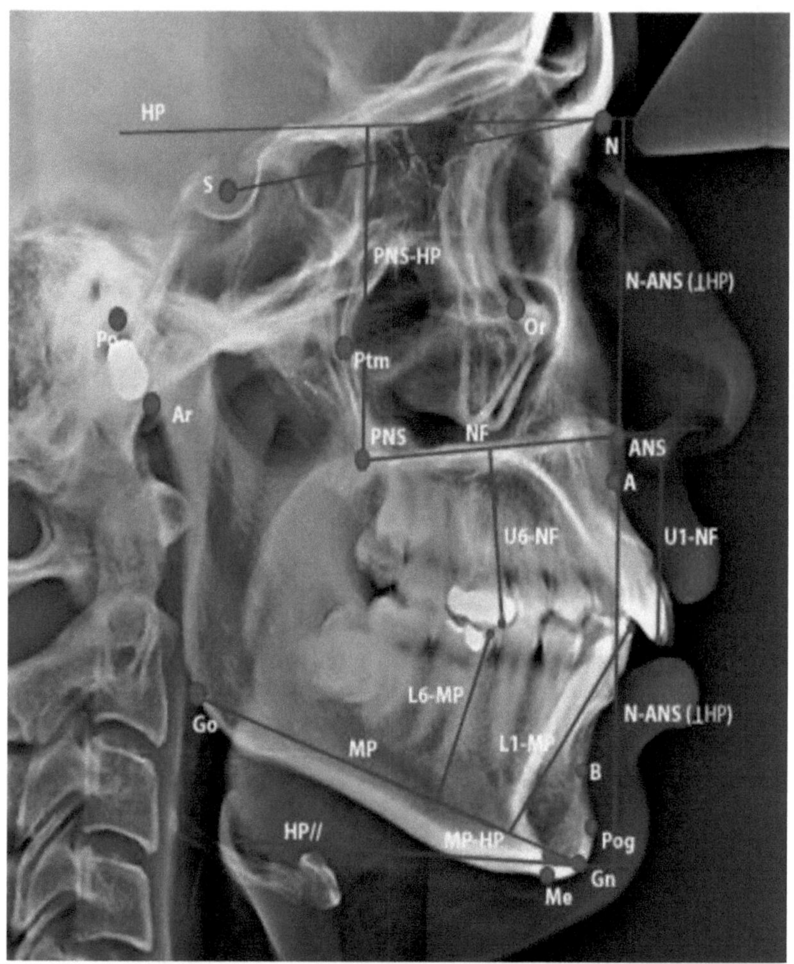

Fig.4 : Um diagrama que ilustra as medições verticais esqueléticas e verticais dentárias consideradas na análise COGS, (4) dentárias e (4) esqueléticas, consistindo em (7) medições lineares e (1) angulares.

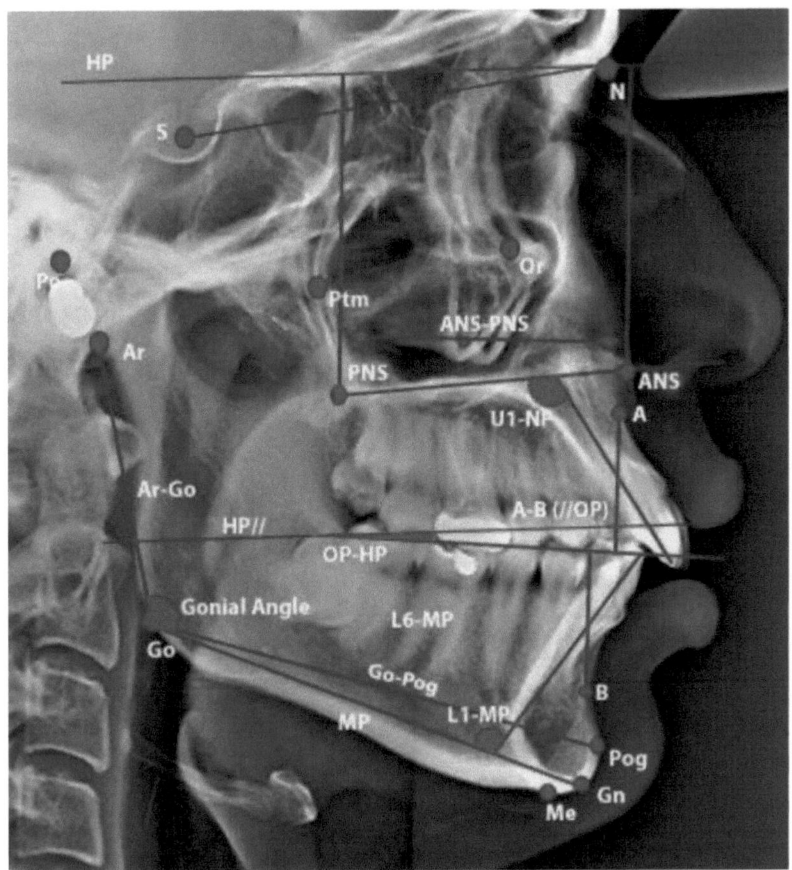

Fig.5 Um diagrama que ilustra as medidas maxilares, mandibulares e dentárias consideradas na análise COGS, (5) relacionadas com a relação entre a maxila/mandíbula e (4) relacionadas com a dentição, consistindo em (5) medidas lineares e (4) angulares.

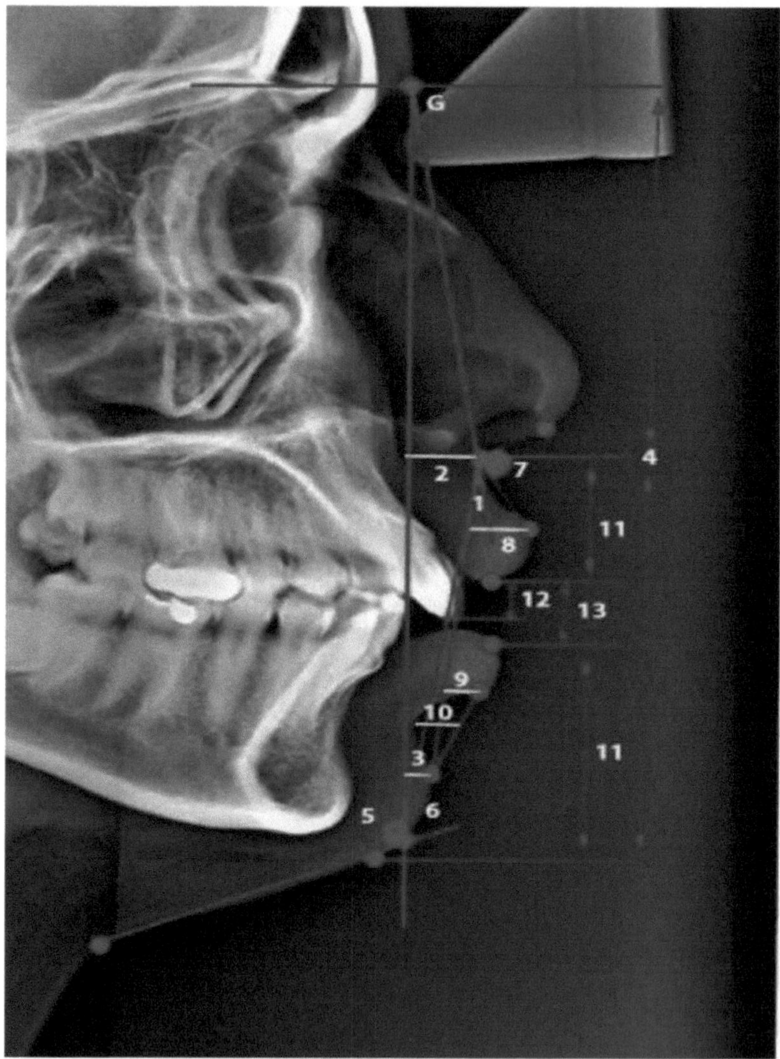

Fig.6 Um diagrama que ilustra as medidas da forma facial e da posição e forma do lábio consideradas na análise COGS, (6) relacionadas com a forma facial e (7) relacionadas com a posição e forma do lábio, consistindo em (7) medidas lineares, (3) angulares e (3) de rácio.

Análise da assimetria frontal

A análise PA foi desenvolvida para fornecer informações clinicamente relevantes sobre locais específicos e quantidades de assimetria facial. Esta informação pode ser correlacionada com dados cefalométricos laterais para completar uma avaliação facial tridimensional. O seu objetivo é comparativo e quantitativo, não normativo.

Foram escolhidos vários pontos e planos padrão da radiografia PA, e foram selecionados pontos adicionais com base na sua fiabilidade na determinação da assimetria e na sua facilidade de localização na película. As abreviaturas utilizadas são apresentadas na **Fig.7**. Existem duas formas desta análise de Grummons atualmente disponíveis - completa e resumida.

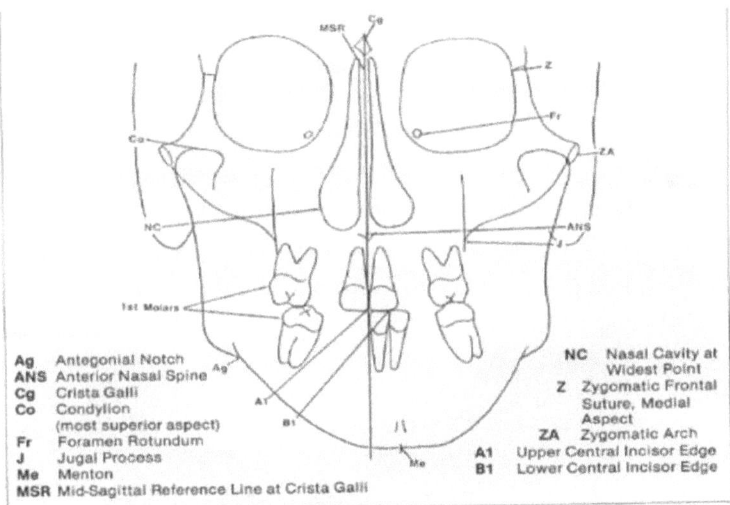

Fig.7 Pontos de referência e abreviaturas utilizadas.

Planos horizontais

Quatro planos são desenhados para mostrar o grau de paralelismo e simetria das estruturas faciais **(Fig.8)**. Três planos ligam os aspectos mediais das suturas zigomáticas frontais (Z-Z), os centros dos arcos zigomáticos (ZA) e os aspectos mediais dos processos jugais

(J). Um outro plano é traçado em mento paralelo ao plano Z. MSR normalmente corre verticalmente de Cg através de ANS para a área do queixo e será tipicamente quase perpendicular ao plano Z.

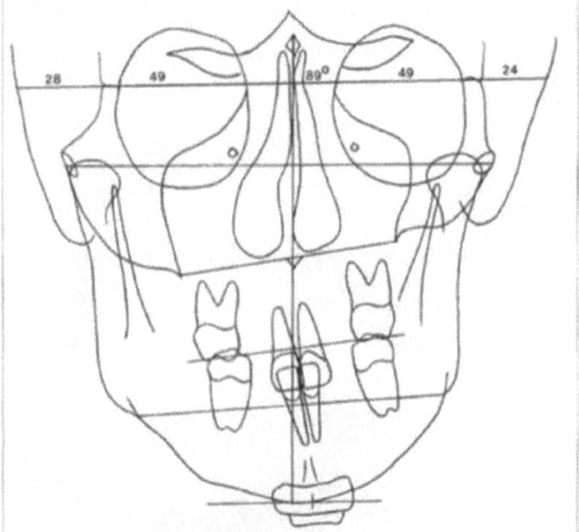

Fig. 8 Planos horizontais.

A MSR foi selecionada como linha de referência chave porque segue de perto o plano visual formado pelo subnasal e os pontos médios entre os olhos e as sobrancelhas. A relação da MSR com o centro das vértebras cervicais pode alertar o médico para uma possível rotação da cabeça aquando da obtenção do headfilm PA. A construção da MSR pode ter de ser modificada se o doente tiver variações anatómicas nas regiões superior e média da face **(Fig. 9)**.

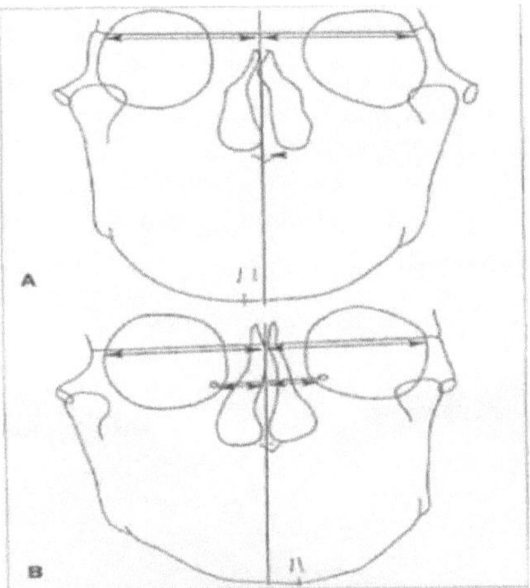

Fig.9 Métodos alternativos de construção da linha de referência médio-sagital. A. Linha do ponto médio do plano Z através da ANS. B. Linha do ponto médio do plano Z através da linha Fr-Fr.

Se a localização de Cg estiver em causa, um método alternativo de desenhar a MSR é desenhar uma linha a partir do ponto médio do plano Z através de ANS. Se houver assimetria facial superior, a MSR pode ser desenhada como uma linha do ponto médio do plano Z através do ponto médio de uma linha Fr-Fr. O que pode aparecer como assimetria na película pode ser bastante diferente da assimetria real do doente se a cabeça tiver de se inclinar ou rodar para se adaptar ao cefalostato. Para confirmar a posição da cabeça canterizada, estender o plano Z para além da intersecção com os bordos cranianos laterais em ambos os lados e comparar as distâncias entre Z e os bordos cranianos. A rotação da cabeça é normalmente causada pelo facto de as hastes dos ouvidos serem colocadas em canais auditivos externos assimétricos. Neste tipo de doentes, deve ser inserida apenas uma haste auditiva e o plano médio-sagital deve ser alinhado perpendicularmente à cassete radiográfica. A segunda haste pode então ser colocada ligeiramente contra a pele para dar ao doente uma referência sensorial. Para garantir a inclinação correta da cabeça durante a realização da radiografia, verificar se o plano de Frankfort (da margem infra-orbital ao canal auditivo externo) está próximo da horizontal. O doente deve estar a olhar em frente ou mesmo ligeiramente para baixo. Outra técnica consiste em suspender um fio de prumo, feito com uma corda de piano fina e um peso, na cassete de raios X. Este fio aparecerá então como um fio de prumo verdadeiro. Esta linha aparecerá então como uma verdadeira linha de referência vertical nas radiografias.

Morfologia mandibular

Os triângulos da esquerda e da direita são formados pelas cabeças dos processos condilares ou côndilos (Co), pelas incisuras antegoniais (Ag) e pelo mento. Estes são divididos pela linha ANS-Me e comparados **(Fig. 10).**

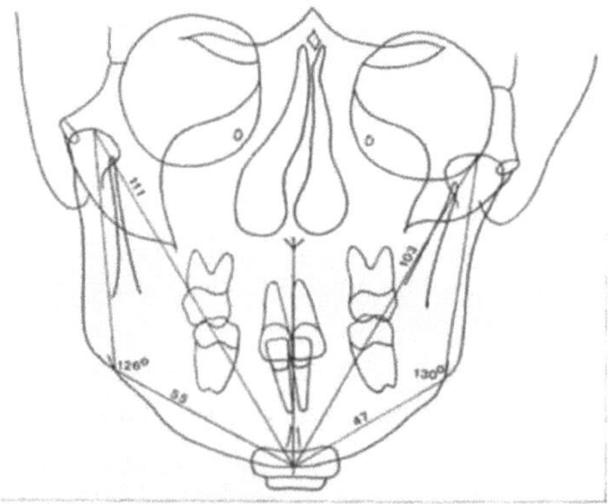

Fig. 10 Morfologia mandibular.

ANS-Me é paralelo à linha divisória visual do subnasal ao mento dos tecidos moles na parte inferior da face. Os valores lineares, os ângulos e a anatomia podem ser medidos. Tal como os planos horizontais, estes dados são bastante sensíveis à rotação da cabeça.

Comparação volumétrica

São calculados dois "volumes" (polígonos) a partir da área definida por cada Co-Ag-Me e da intersecção com uma perpendicular de Co à MSR **(Fig.11)**. Um computador pode sobrepor um polígono ao outro para fornecer um valor percentual de simetria.

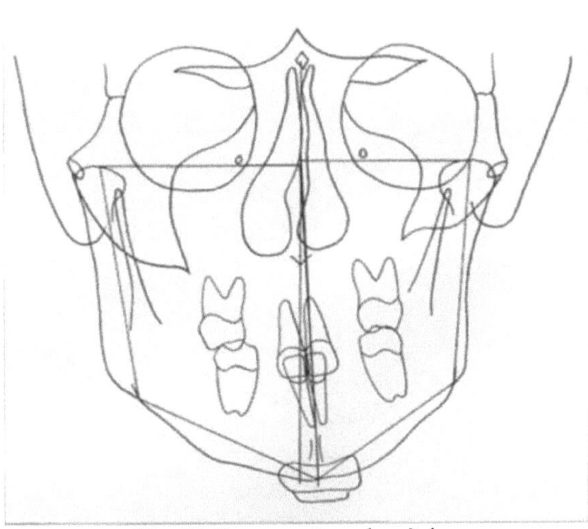

Fig. 11 Comparação volumétrica

Comparação da assimetria maxilo-mandibular

Traçam-se perpendiculares à MSR a partir de J e Ag e linhas de ligação de Cg a J e Ag **(Fig. 12)**, o que produz dois pares de triângulos, cada par bissectado pela MSR. Se a simetria for perfeita, os quatro triângulos transformam-se em dois, J-Cg-J e Ag-Cg-Ag. Tal como os triângulos propostos por Butow e van der Walt1 , este é um método rápido e fácil de avaliar as simetrias em ambas as maxilas.

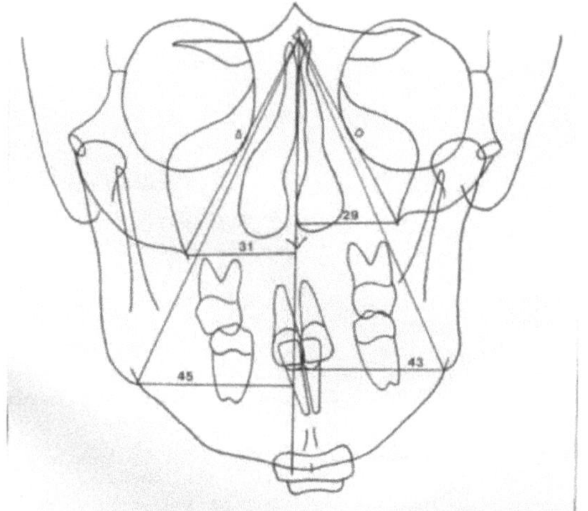

Fig. 12 Maxilo-Mandibular Comparação da assimetria

Assimetrias lineares

O desvio vertical, bem como a distância linear, é medido da MSR para Co, NC, J, Ag e Me **(Fig. 13).** A impressão do computador indica os valores à esquerda e à direita e as diferenças entre eles.

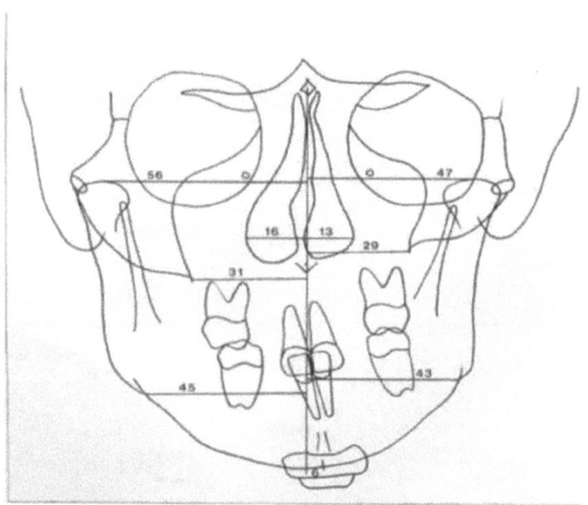

Fig. 13 Assimetrias lineares

Relação maxilo-mandibular

Para permitir o traçado do plano oclusal posterior funcional, é colocado um fio de .014" nas áreas mesio-oclusais dos primeiros molares superiores. O fio deve estender-se cerca de 3 mm para vestibular para facilitar o reconhecimento no headfilm. As distâncias são medidas a partir das cúspides vestibulares dos primeiros molares superiores (no plano oclusal) ao longo das perpendiculares J. O plano Ag, MSR e o plano ANS-Me são também desenhados para representar as compensações dentárias para quaisquer assimetrias esqueléticas nos planos horizontal ou vertical (desequilíbrio maxilo-mandibular). As assimetrias da linha média dos incisivos superiores e inferiores e o Me-MSR também são apresentados **(Fig. 14).**

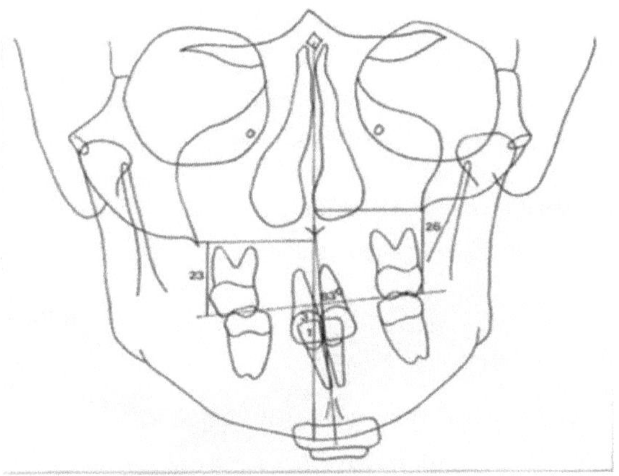

Fig. 14 Relação maxilo-mandibular.

Proporções verticais frontais

As medições esqueléticas e dentárias são efectuadas ao longo da linha Cg-Me com divisões em ANS, A1 e B1 **(Fig.15)**. São calculados os seguintes rácios:

Razão facial superior--Cg-ANS/Cg-Me

Rácio facial inferior--ANS-Me/Cg-Me

Rácio maxilar--ANS-A1/ANS-Me

Rácio maxilar total--ANS-A1/Cg-Me

Rácio mandibular--B1-Me/ANS-Me

Rácio mandibular total - B1-Me/Cg-Me

Rácio maxilo-mandibular--ANS-A1/B1-M[4]

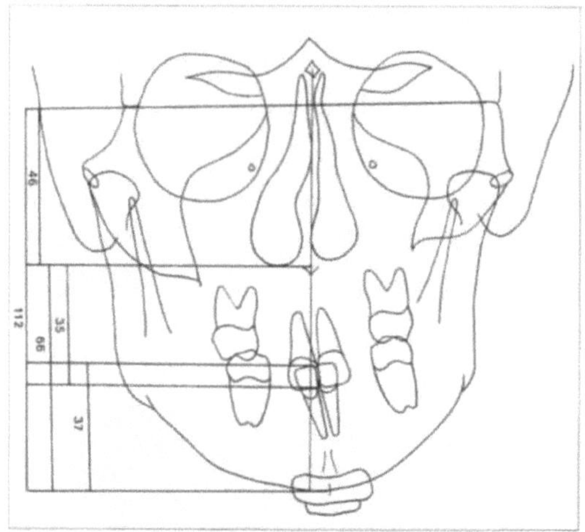

Fig. 15 Proporções verticais frontais

Avaliação da oclusão e do molde de estudo

As fotografias, o exame clínico, as radiografias e os moldes dentários permitem uma avaliação oclusal completa.

Avaliação funcional oclusal

Os objectivos básicos da avaliação funcional oclusal consistem em determinar a compatibilidade da oclusão cêntrica (CO) e da relação cêntrica (RC); registar a diferença entre a CO e a RC, se presente; registar qualquer mordida de conveniência ou deslizamento oclusal; e registar o espaço de descanso interoclusal.

Análise de modelos (modelos de estudo) São tirados modelos de gesso de Paris da maxila e da mandíbula e é registada a oclusão cêntrica real do doente. Os modelos são orientados num articulador semi-ajustável após a transferência face-bacia. Os modelos permitem analisar a:

- oclusão
- forma das arcadas dentárias

- posição
- tamanho e forma dos dentes
- posição dos maxilares em relação à base do crânio Normalmente, são utilizados dois conjuntos de modelos. Um é guardado para analisar e documentar a situação pré-operatória. O segundo conjunto de modelos é utilizado para efetuar uma cirurgia simulada.

Análise do elenco de estudo

Relação intra-arco

Na análise do molde de estudo, são registadas a forma e a simetria da arcada, os dentes em falta, as rotações dentárias e os dentes supra-erupcionados. É efectuado o estudo das curvas oclusais maxilares e mandibulares. São determinados os apinhamentos e a necessidade de extracções. Estudam-se as discrepâncias de Bolton no tamanho dos dentes. Quaisquer discrepâncias de tamanho dos dentes devem ser registadas e compensadas durante a fase pré-operatória do tratamento ortodôntico. A discrepância do tamanho dos dentes influencia a compatibilidade da arcada e leva a uma má adaptação oclusal aquando da cirurgia.

Relação inter-árquica

A análise do molde de estudo também inclui o exame da sobressaliência e sobremordida dos incisivos, bem como a classificação dos ângulos dos molares e caninos. O clínico avalia a coordenação das linhas médias dentárias e mordidas cruzadas enquanto move os modelos dentários para uma má oclusão de Classe I para ter uma ideia da compatibilidade geral da arcada. Se a possibilidade de estabelecer uma oclusão aceitável, acomodar os dentes, ou compensar as discrepâncias de tamanho dos dentes for de todo questionável, deve ser usada uma configuração de diagnóstico Kesling. Esta configuração também pode ser usada para testar vários padrões de extração.

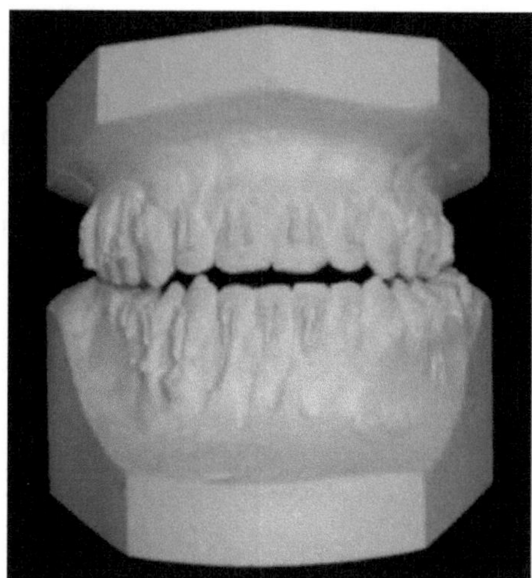

Fig: 16 Molde de estudo. (mordida aberta anterior)

Se existir uma mordida cruzada com os dentes em CO e ela for corrigida quando os moldes dentários forem movidos para uma má oclusão de Classe I, a mordida cruzada é considerada relativa. Se a mordida cruzada ainda existir após os moldes dentários terem sido posicionados numa relação de Classe I, a mordida cruzada é considerada absoluta.

Study Cast Analysis Evaluation		
Intra-arch evaluation:		
Arch form: Maxilla		
Mandible		
Missing teeth		
Impacted/unerupted teeth		
Occlusal plane cant		
Occlusal curve		
Crowding: Maxillary arch	mm:	
Mandibular arch	mm:	
Tooth rotations		
Overeruption of teeth		
Interarch relations:		
Molar	Left:	Right:
Canine	Left:	Right:
Overjet	mm:	
Open bite	mm:	
Maxillary-to-mandibular dental midline	mm:	
Crossbite	Absolute:	Left:
	Relative:	Right:
Location of crossbite		
Tooth size discrepancy		

Fig2.16: Um exemplo de formulário para o elenco do estudo

ANÁLISE CLÍNICA

Antes de iniciar qualquer exame clínico, o doente deve estar em posição natural da cabeça (NHP), relação cêntrica, primeiro contacto dentário e posição relaxada dos lábios.

Em seguida, pode ser iniciada a análise clínica da face, que envolve a análise da vista frontal, a análise da vista de perfil, a análise de outras vistas, incluindo a base da face (vista de pássaro), a face para baixo (vista de minhoca), a vista da base nasal (subnasal).

Posição natural da cabeça - É uma posição padronizada e reproduzível, da cabeça numa postura erecta, os olhos focados num ponto à distância ao nível dos olhos, o que implica que o eixo visual é horizontal.

Relação cêntrica - a relação maxilomandibular em que os côndilos se articulam com a porção avascular mais fina dos respectivos discos com o complexo na posição anterior-superior contra as formas das eminências articulares. Esta posição é independente do contacto com os dentes. Esta posição é clinicamente discernível quando a mandíbula é direcionada superiormente e anteriormente. Ela é restrita a um movimento puramente rotatório em torno do eixo horizontal transversal (GPT-5).8[6]

Exame frontal

1. Formulário de esboço
2. Nível facial
3. Alinhamento da linha média
4. Terços faciais
5. Um terço inferior
   - Comprimento dos lábios superior e inferior
   - Incisivo para lábio superior relaxado
   - Fenda interlabial
   - Posição do lábio fechado

- Nível do lábio do sorriso

Vista do perfil

1. Ângulo do perfil
2. Ângulo nasolabial
3. Contorno do sulco maxilar
4. Contorno do sulco mandibular
5. Rebordo orbital F. Contorno das maçãs do rosto
6. Contorno da base do lábio nasal
7. Projeção nasal
8. Comprimento da garganta
9. Linha subnasal-pogonion

- Formulário de esboço

A dimensão mais larga do rosto é a largura bizigomática. A largura bizigomática (Za-Za) deve ser de 1,3:1 (mulheres) e 1,35:1 (homens). A largura bigonial (Go-Go) deve ser aproximadamente 30% menor que a largura bizigomática. A altura da face - trichion (Tr)-menton dos tecidos moles (Me).

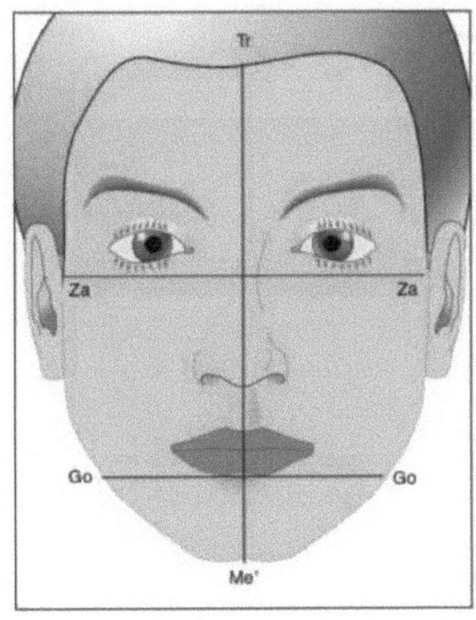

Fig:17- Forma facial

- O rosto pode ser classificado em largo ou estreito, quadrado ou redondo.

1) **Os tipos faciais curtos e quadrados** são indicativos de uma relação esquelética de classe II, mordida aberta profunda, excesso maxilar vertical e, por vezes, hiperplasia massetérica.

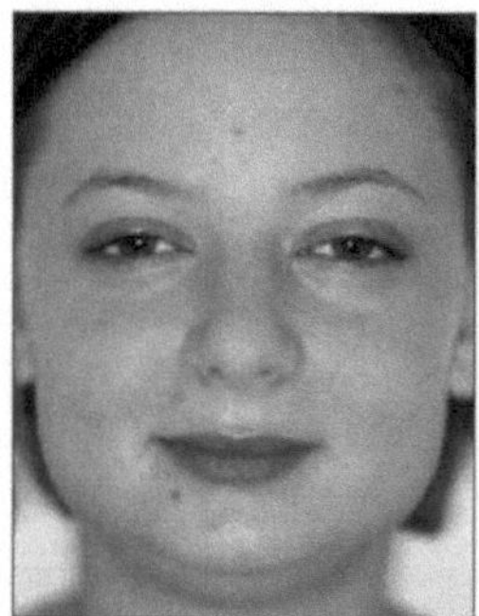

Fig:18- Neste indivíduo, a largura bigonial é maior do que a largura bizigomática

2) **As faces longas e estreitas** estão associadas ao excesso vertical da maxila, à protrusão mandibular com mordida aberta anterior, à dimensão bizigomática reduzida em combinação com a retrusão maxilar.

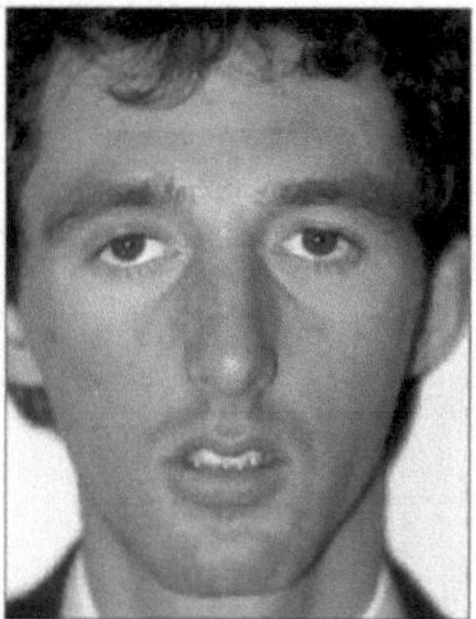

Fig-19 Indivíduo com um corpo longo e estreito

Nível facial

Para examinar o nível facial, são necessários pontos de referência horizontais. Com o doente na posição natural da cabeça, as pupilas são primeiro avaliadas para ficarem ao nível do horizonte, são utilizadas como linha de referência horizontal e as estruturas medidas são: 1) nível do canino superior, 2) nível do canino inferior, 3) nível do queixo e da mandíbula.

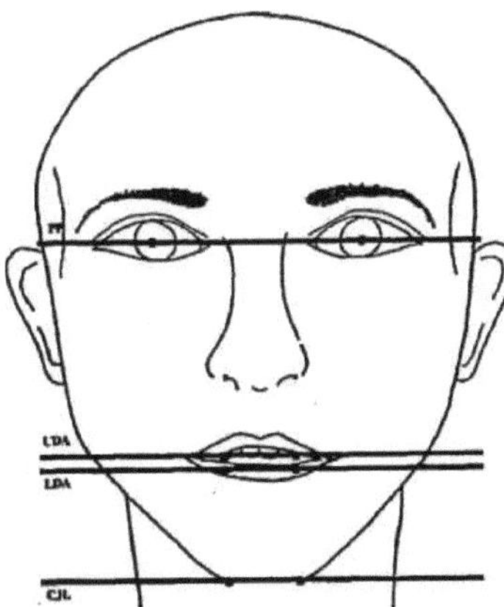

Fig :20-O plano **pupilar** (PP) é uma linha horizontal traçada através das pupilas.

O plano da pupila (PP) é uma linha horizontal traçada através das pupilas. Esta linha é geralmente paralela ao horizonte e é designada por horizontal postural frontal. O nível da arcada dentária superior (UDA) é uma linha formada pelas pontas dos caninos maxilares esquerdo e direito. O nível da arcada dentária inferior (LDA) é uma linha formada pelas pontas dos caninos mandibulares esquerdo e direito. A linha queixo-maxilar (CJL) é avaliada por uma linha traçada na superfície inferior do queixo no ponto de contacto máximo. As quatro linhas devem ser paralelas entre si. [73]

Se as pupilas, na postura natural da cabeça, não estiverem ao nível do horizonte, é utilizada uma linha de referência horizontal frontal construída. A linha de referência horizontal construída é formada desenhando uma linha através da área da pupila paralela ao chão. Esta linha é visualizada da seguinte forma:

1) Postura frontal natural da cabeça.
2) Linha horizontal paralela ao horizonte que atravessa a zona da pupila.
3) Avaliar outras estruturas em relação a esta linha.

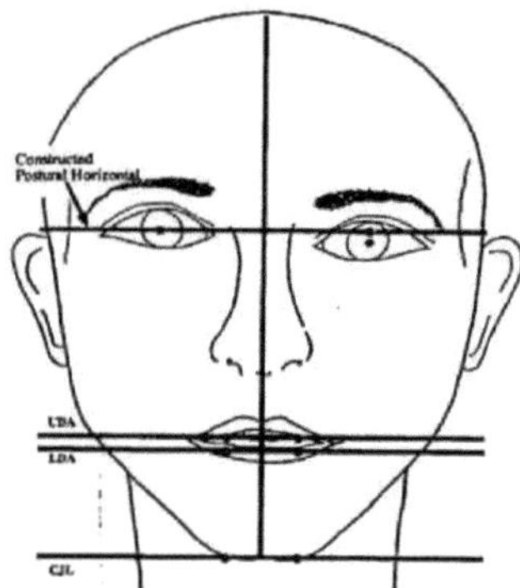

Fig:21- Linha de referência horizontal construída

- Alinhamentos da linha média

As linhas médias são avaliadas com a relação cêntrica e o contacto do primeiro dente. O filtro é normalmente uma estrutura fiável da linha média e pode ser utilizado como base para a avaliação da linha média. Quando as pupilas estão niveladas na posição natural da cabeça, é utilizada uma linha vertical através do ponto médio do filtro para avaliar as estruturas da linha média. São anotadas as posições relativas dos pontos de referência dos tecidos moles (ponte nasal, ponta nasal, filtro, ponto do queixo) e dos pontos de referência da linha média dentária (linha média do incisivo superior, linha média do incisivo inferior).

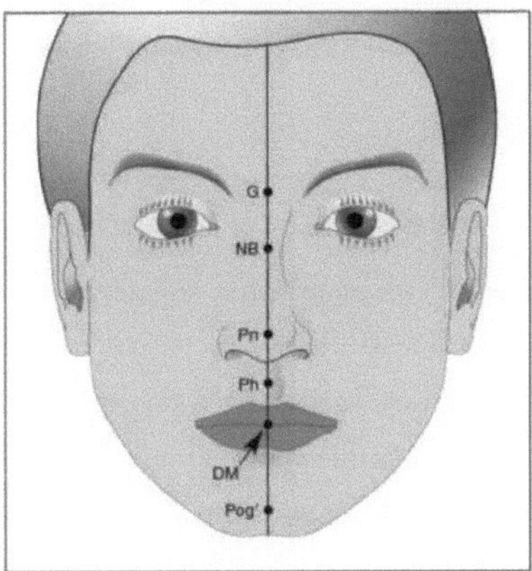

Fig:22- Simetria facial. As estruturas importantes da linha média são a glabela (G), a ponte nasal (NB), a ponta nasal (Pn), o ponto médio do filtro do lábio superior (Ph), as linhas médias dentárias (DM) e o ponto médio do queixo (Pog').

Se as pupilas não estiverem niveladas, é utilizada uma linha vertical através do ponto médio do filtro, perpendicular à horizontal postural, para avaliar as estruturas da linha média

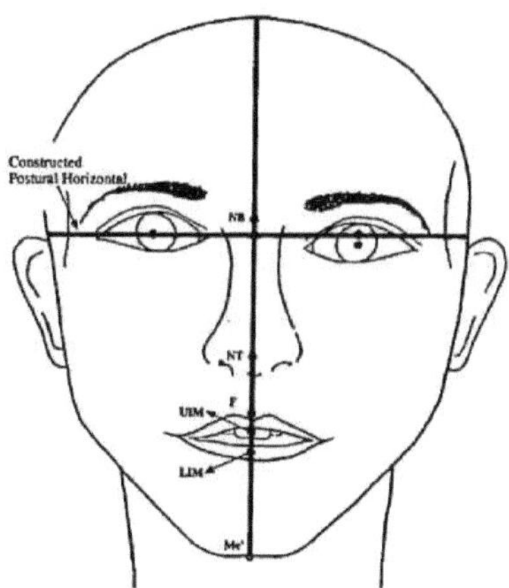

Fig: 23- Quando as pupilas não estão niveladas, é utilizada uma linha de referência horizontal construída.

- Terço facial

A face é dividida em terços traçando linhas horizontais através do tricónio (Tr), da glabela (G), do subnasal (Sn) e do mento dos tecidos moles (Me'). Os terços situam-se num intervalo de 55 a 65 mm, na vertical. A linha do cabelo é geralmente variável, e o terço superior é frequentemente baixo. O terço inferior pode ser dividido num terço superior (de Sn a stomion superius [Sts]) e dois terços inferiores (de stomion inferius [Sti] a Me'). A variação nos terços faciais pode dever-se a excesso vertical da maxila, deficiência vertical da maxila, mordida aberta e mordida profunda.

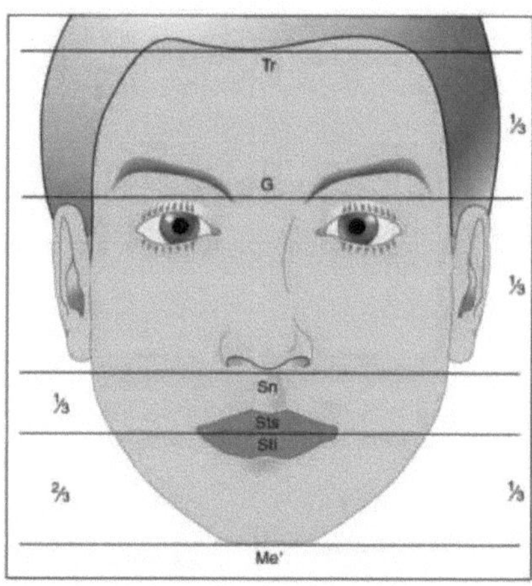

Fig:24- A face é dividida em terços traçando linhas horizontais através do tricónio (Tr), glabela (G), subnasal (Sn) e mento dos tecidos moles (Me')

- Proporção facial transversal

A regra dos quintos é um método conveniente para avaliar as proporções faciais transversais. O rosto é dividido em cinco partes iguais ("Regra dos quintos") - cada uma com a largura aproximada do olho - de hélice a hélice das orelhas exteriores. O quinto exterior é medido a partir da hélice central da orelha até ao canto exterior do olho. Os três quintos mediais do rosto são medidos do canto externo ao canto interno dos olhos. O bordo exterior deve coincidir com os ângulos goniais da mandíbula. O quinto médio é delimitado pelo canto interno dos olhos. A asa do nariz deve coincidir com estas linhas.

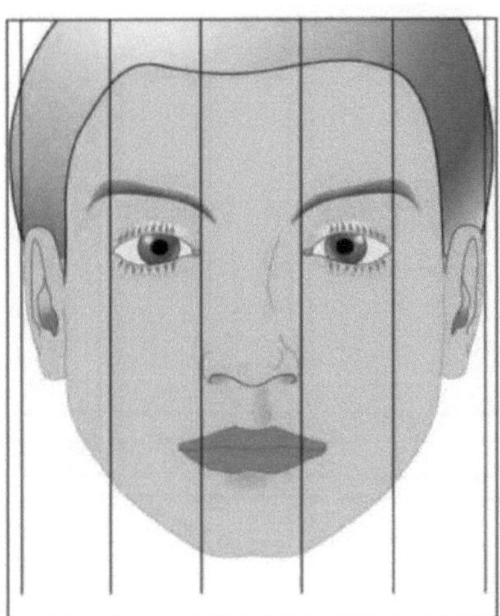

Fig:25- Proporções faciais transversais

- Avaliação de um terço inferior

✓ Comprimento dos lábios superior e inferior.

Os lábios são medidos de forma independente numa posição relaxada. O comprimento normal do lábio superior é de 20 ± 2 mm para as mulheres e de 22 ± 2 mm para os homens, medido do Sn ao lábio superior inferior (stomion superius [Sts]). Se o lábio superior for anatomicamente curto (18 mm ou menos), observa-se um aumento do espaço interlabial e da exposição dos incisivos, com uma altura normal da face inferior. O comprimento do lábio inferior é de 40 ± 2 mm para as mulheres e 44 ± 2 mm para os homens, medido do lábio inferior superior (Sti) ao Me'. O lábio inferior curto anatómico está por vezes associado à má oclusão de Classe II e é verificado através da medição cefalométrica da altura dentária anterior inferior. O lábio inferior anatómico longo pode estar associado a más oclusões de Classe III e é verificado através da medição cefalométrica da altura dentária anterior. A relação normal entre o lábio superior e o inferior é de 1:2. As medições do lábio identificam o comprimento normal ou anormal do tecido mole que pode estar relacionado com a normalidade, excesso ou deficiência do comprimento dento-esquelético.

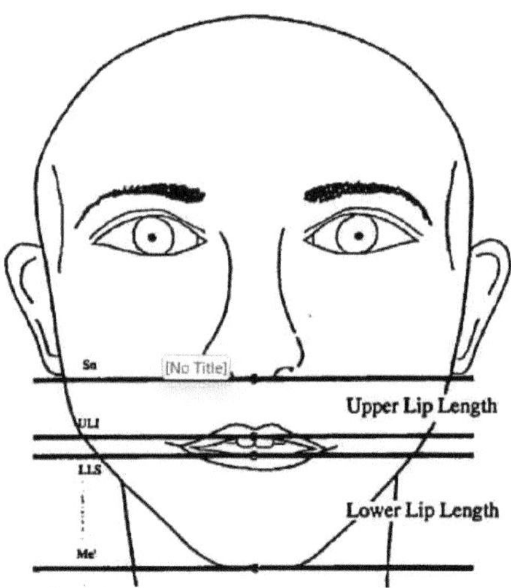

Fig:26- Com os lábios relaxados, o terço inferior é subdividido traçando linhas através do subnasal (Sn), lábio superior inferior (ULI), lábio inferior superior (LLS) e mento dos tecidos moles (Me'). O lábio superior tem metade do comprimento do inferior.

✓ Relação entre o dente superior e o lábio -

A exposição do incisivo é medida com os lábios relaxados, desde o lábio superior inferior (ULI) até ao bordo do incisivo maxilar (MxIE). O dente superior ao lábio (UTTL) é a dimensão vertical do incisivo exposto entre ULI e MxIE. O intervalo normal é de 1 a 5 mm. As mulheres apresentam um maior número de dentes dentro deste intervalo. As alterações verticais cirúrgicas e ortodônticas baseiam-se principalmente nesta medida (i.e., intervalo de exposição pós-cirúrgica dos incisivos de 1 a 5 mm). As condições de desarmonia são produzidas por quatro variáveis:

1) Aumento ou diminuição do comprimento anatómico do lábio superior (pouco frequente).

2) Aumento ou diminuição do comprimento do esqueleto maxilar (frequentemente).

3) Os lábios superiores grossos expõem menos incisivos do que os lábios superiores finos, mantendo-se todos os outros factores iguais.

4) O ângulo de visão altera a quantidade de incisivo visível para o observador.

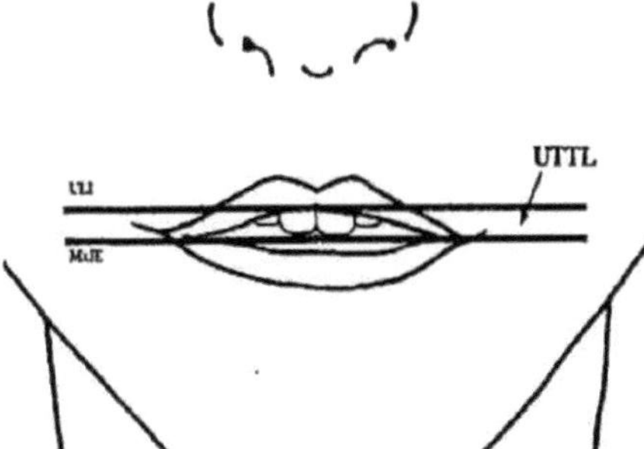

Fig:27- A exposição do incisivo é medida com os lábios relaxados desde o lábio superior inferior (ULI) até ao bordo do incisivo superior (MxlE). O dente superior ao lábio (UTTL) é a dimensão vertical do incisivo exposto entre ULI e MxlE.

- Fosso interlabial -

O espaço interlabial é medido na posição de lábios relaxados, do lábio superior inferior (LSI) ao lábio inferior superior (LSI). Com os lábios relaxados, está presente um espaço de 1 a 5 mm entre o lábio superior inferior e o lábio inferior superior. As mulheres apresentam um espaço maior dentro do intervalo normal. Esta medida também depende do comprimento dos lábios e da altura vertical do dento-esquelético. O aumento do espaço interlabial é observado com lábio superior curto anatómico, excesso vertical da maxila e protrusão mandibular com mordida aberta. A diminuição do espaço interlabial é encontrada com deficiência maxilar vertical, lábio superior anatomicamente longo (alteração natural com o envelhecimento, especialmente nos homens) e retrusão mandibular com mordida profunda.

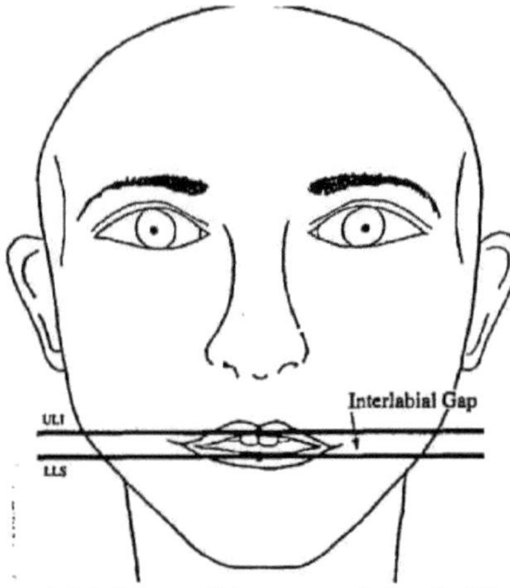

Fig:28- O espaço interlabial é medido na posição de lábio relaxado, do lábio superior inferior (LSI) ao lábio inferior superior (LSI).

- Posição do sorriso nível dos lábios-

Ao examinar a postura do sorriso, observam-se diferentes elevações dos lábios em padrões esqueléticos normais e anormais. A exposição ideal dos dentes durante o sorriso é a coroa completa do dente até 2 mm de gengiva, o que ocorre mais frequentemente nas mulheres do que nos homens. Ao examinar o sorriso, deve ter-se em conta que a quantidade de exposição dentária é influenciada por -

1) o comprimento vertical do maxilar,
2) comprimento dos lábios,
3) comprimento da coroa do incisivo maxilar,
4) quantidade de ação labial com o sorriso,
5) forma do arco de Cupido do lábio.

Vista de perfil-

- A postura natural da cabeça, a relação cêntrica e os lábios relaxados são utilizados para avaliar com precisão o perfil.

- Ângulo do perfil

O ângulo do perfil é medido através da ligação dos pontos glabela (G'), subnasal (Sn) e pogónio do tecido mole (Pg'). As discrepâncias anteroposteriores do osso basal maxilar e mandibular são facilmente visualizadas. A oclusão de Classe I apresenta um ângulo facial total variando de 165 a 175 graus. Na Classe II, os ângulos são inferiores a 165 graus. Na Classe III, ângulos superiores a 175.

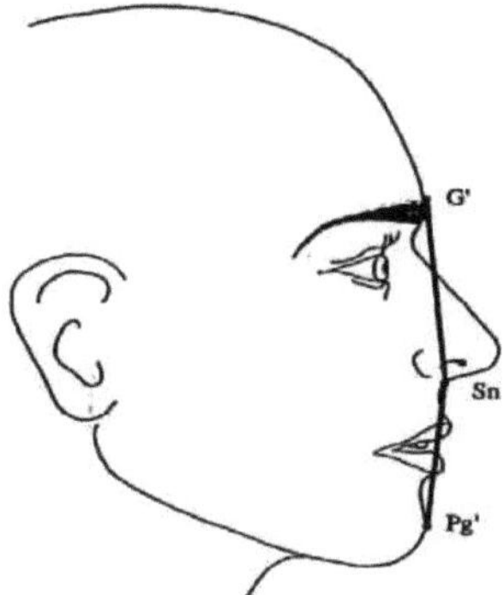

Fig:29- O ângulo de perfil é medido através da ligação dos pontos glabela (G'), subnasal (Sn) e pogónio do tecido mole (Pg').

- Ângulo nasolabial

Este ângulo é formado pela parte anterior do lábio superior e pela columela na parte subnasal. O intervalo normal é de 85 a 105 graus. As mulheres têm uma maior amplitude. Os factores a considerar no planeamento do tratamento para obter corretamente este ângulo são

1) Ângulo existente.

2) Inclinação versus movimento corporal dos dentes maxilares e o seu efeito na posição dos lábios.

3) Estimativa da tensão labial presente. Os lábios tensos podem mover-se mais posteriormente com o movimento dos dentes e do osso basal e menos anteriormente. Os lábios flácidos podem mover-se menos com o movimento posterior do dente e do osso basal e menos com o anterior.

4) Espessura anteroposterior dos lábios. Os lábios finos podem mover-se mais do que os lábios grossos.

5) Quantidade de retração incisal possível.

6) Padrão de extração.

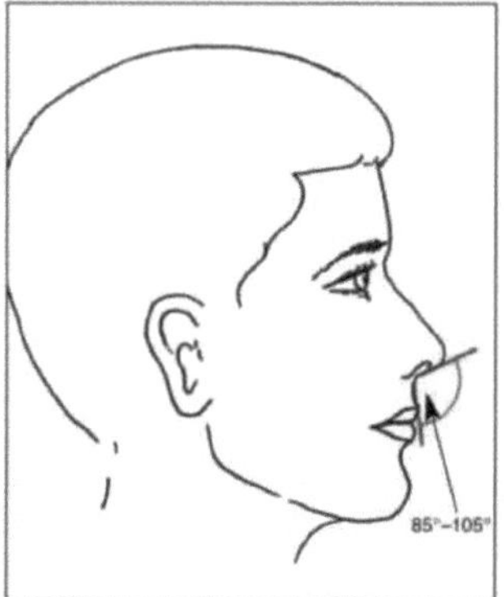

Fig:30- O ângulo nasolabial, medido entre a inclinação da columela do nariz e o lábio superior, deve ser de 85 a 105 graus.

- Contorno do sulco maxilar

Normalmente, este sulco é suavemente curvo e fornece informações sobre a tensão do lábio superior. Com a tensão do lábio, o contorno do sulco torna-se mais plano. Os lábios flácidos têm uma curva acentuada. O lábio flácido é geralmente espesso (12 a 20 mm do vermelhão anterior ao incisivo labial), dando ao lábio a aparência de estar demasiado avançado em relação aos dentes. A maxila não deve ser retraída significativamente quando um lábio espesso e profundamente curvado está presente, pois isso resulta num mau suporte labial e estética.

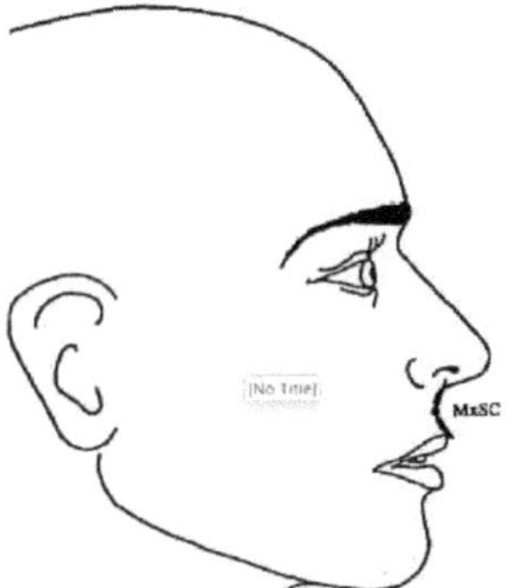

Fig:31- Contorno do sulco maxilar (MxSC)

- <u>Contorno do sulco mandibular</u>

Esta é uma curva suave e pode indicar tensão labial. Quando profundamente curvado, o lábio inferior está flácido. A curva profunda é geralmente secundária ao impacto dos incisivos superiores nos casos de mordida profunda com Classe II e deficiência vertical da maxila. Quando achatado, o lábio inferior demonstra tensão dos tecidos (Classe III).

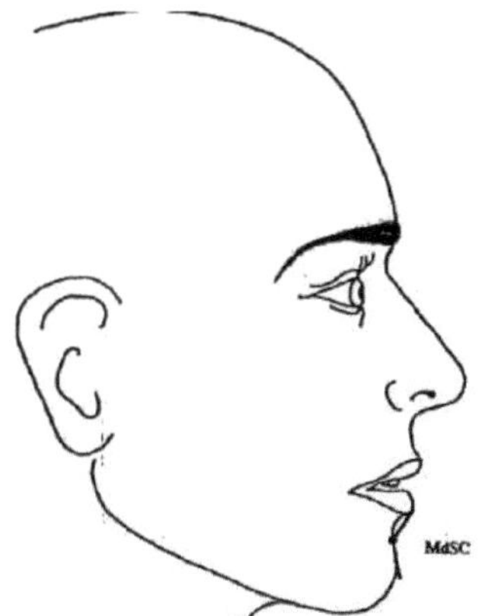

Fig:32- Contorno do sulco mandibular (MdSC)

- <u>Orla orbital</u>

O rebordo orbital é um indicador antero-posterior da posição da maxila. Os rebordos orbitais deficientes podem correlacionar-se posicionalmente com uma posição maxilar retruída. O globo terrestre está normalmente posicionado 2 a 4 mm antes do rebordo orbital. Os rebordos supra-orbitais projectam-se normalmente 5 a 10 mm para além da projeção mais anterior do globo ocular. O bordo orbital lateral situa-se 8 a 12 mm atrás do globo, e o globo projecta-se 0 a 2 mm à frente do bordo infra-orbital. A decisão cirúrgica maxilar versus mandibular é influenciada pela posição do rebordo orbital.

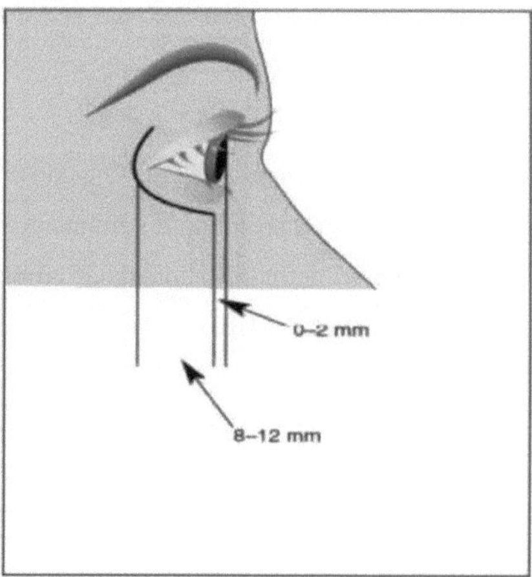

Fig:33- O bordo orbital lateral situa-se 8 a 12 mm atrás do globo, e o globo projecta-se 0 a 2 mm à frente do bordo infra-orbital.

- Contorno das maçãs do rosto

A área da maçã do rosto (CC) é dividida em três partes: arco zigomático, (b) área média e (c) área subpupilar. O ponto maxilar (MxP) é o ponto mais medial da curva. O contorno da base nasal e do lábio superior (azul) estende-se inferiormente a partir do MxP. A linha deve curvar-se suavemente, sem interrupções, terminando lateralmente ao canto da boca. O MxP é o ponto mais anterior no continuum do contorno da maçã do rosto-lábio nasal e é uma indicação da posição anteroposterior da maxila. O contorno da maçã do rosto é utilizado como um dos principais indicadores da retrusão maxilar. Esta área deve ter um ápice no ponto da maçã do rosto (PC) e não parecer plana. O PC está localizado 20 a 25 mm inferiormente e 5 a 10 mm anteriormente ao canto externo do olho quando visto de perfil.

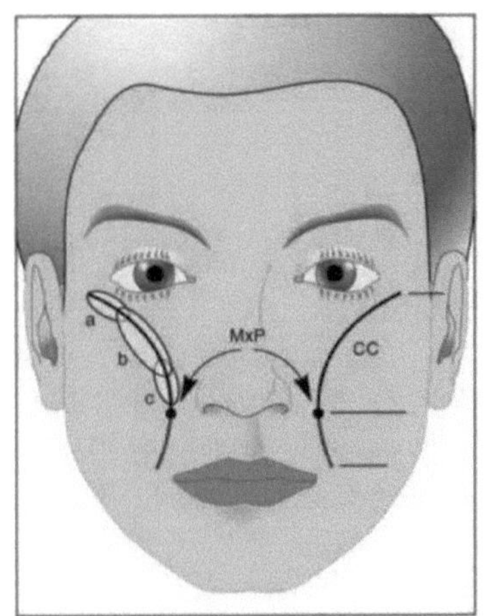

Fig:34- Contorno maçã do rosto-base nasal-lábio. A área da maçã do rosto (CC) é dividida em três partes: (a) arco zigomático, (b) área média e (c)

- Projeção nasal

A projeção nasal é medida horizontalmente do pronasal (Pn) ao subnasal (Sn) e é normalmente de 16 a 20 mm. A partir da base nasal (Nb), a relação entre Pn-Sn e Sn-Nb deve ser de 2:1. A projeção nasal é um indicador da posição antero-posterior da maxila.

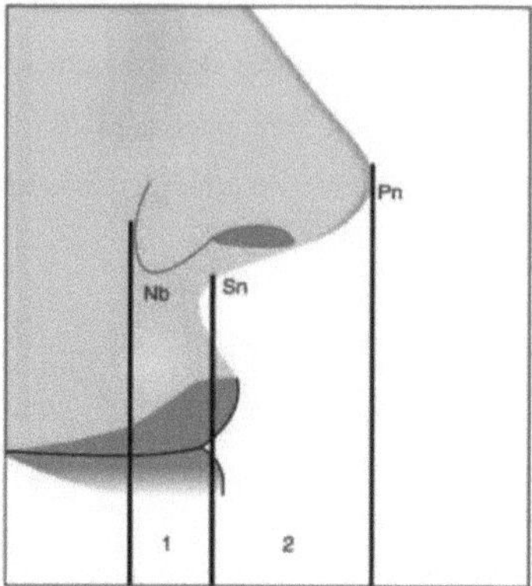

Fig:35- Projeção nasal. A projeção do nariz é medida horizontalmente do pronasal (Pn) ao subnasal (Sn).

A projeção da ponte nasal deve ser anterior aos globos (5 a 8 mm). A projeção da ponta nasal é avaliada pelo método de Goode. Se BC for superior a 55% a 60% de AB, a ponta nasal parece geralmente desproporcionalmente sobreprojectada.

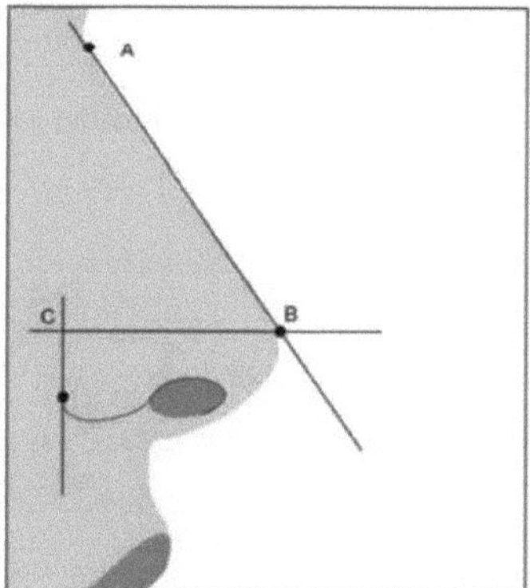

Fig:36- A projeção da ponta nasal é avaliada pelo método de Go

- Ângulo lábio-queixo-garganta

O comprimento da garganta (TL) é avaliado a partir do ponto pescoço-garganta (NTP) até ao mento do tecido mole "(Me'). Esta distância é descrita subjetivamente como normal, longa ou curta, e com ou sem flacidez.

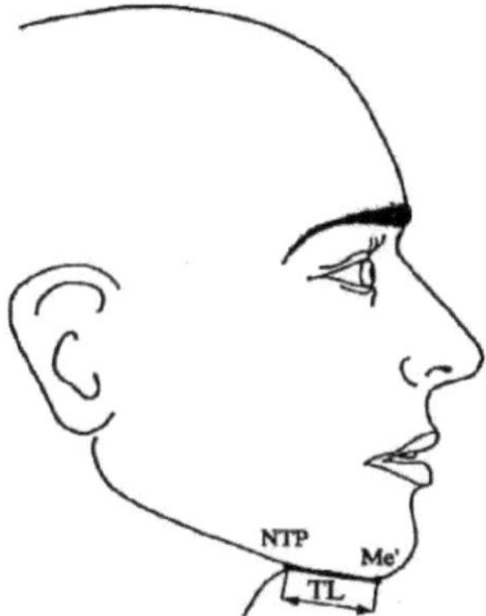

Fig:37- O comprimento da garganta (CT) é avaliado a partir do ponto pescoço-garganta (NTP) até ao tecido mole do mento. O ângulo lábio inferior-queixo-garganta (normalmente 110 graus) fornece a definição do queixo. A distância do ângulo pescoço-garganta até Pog' (comprimento submandibular) deve ser de aproximadamente 42 mm. Estas observações são pertinentes quando se consideram procedimentos de recuo ou avanço mandibular, genioplastia (avanço ou redução) ou lipoaspiração submental.

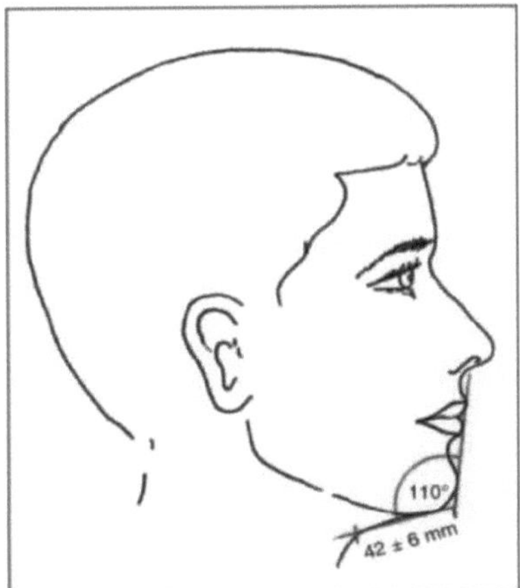

Fig: 38- Ângulo lábio-quino-garganta e comprimento da submandíbula

- Linha subnasal-pogonion

A linha de referência subnasal-pogónio é gerada através dos pontos subnasal (Sn) e pogónio de tecido mole (Pg'). As projecções labiais são avaliadas em relação a esta linha. O lábio superior deve estar 3 ± 1 mm à frente desta linha e o lábio inferior 2 ± 1 mm à frente desta linha. A relação dos lábios com a linha Sn-Pg' é uma ajuda importante na análise e tratamento ortodôntico dos tecidos moles. A linha Sn-Pg' também é utilizada no planeamento da cirurgia da OVT. O plano de tratamento de extração e de não extração deve basear-se nela. É inválida em casos de grandes discrepâncias esqueléticas, incisivos protrusivos, aumento da espessura dos lábios. O labrale inferior (Li) tende a estar mais à frente de Sn-Pog' em casos de Classe II (com Pog' situado posteriormente) e a estar atrás da linha em casos de Classe III (com Pog' situado anteriormente).

ANÁLISE CEFALOMÉTRICA DOS TECIDOS MOLES [12]

➢ **Pontos de referência dos tecidos moles**

- Glabela de tecido mole (G'): O ponto mais anterior da testa.
- Násio de tecidos moles (N'): O ponto mais profundo de concavidade na linha média entre a testa e o nariz.
- Pronasal (Pn): O ponto mais anterior do nariz.
- Subnasal (Sn): O ponto em que a columela do nariz se funde com o lábio superior no plano médio-sagital.
- Labrale superior (Ls): O bordo mucocutâneo do vermelhão do lábio superior.
- Estómio superior (Sts): O ponto mais baixo do vermelhão do lábio superior.
- Estómio inferior (Sti): O ponto mais elevado do vermelhão do lábio inferior.
- Labrale inferior (Li): A borda mucocutânea do lábio inferior.
- Pogónio dos tecidos moles (Pog'): O ponto mais anterior do queixo no plano médio-sagital.
- Mento de tecido mole (Me'): O ponto mais baixo no contorno do queixo de tecido mole, encontrado ao deixar cair uma linha perpendicular a partir de uma linha horizontal através do mento esquelético.

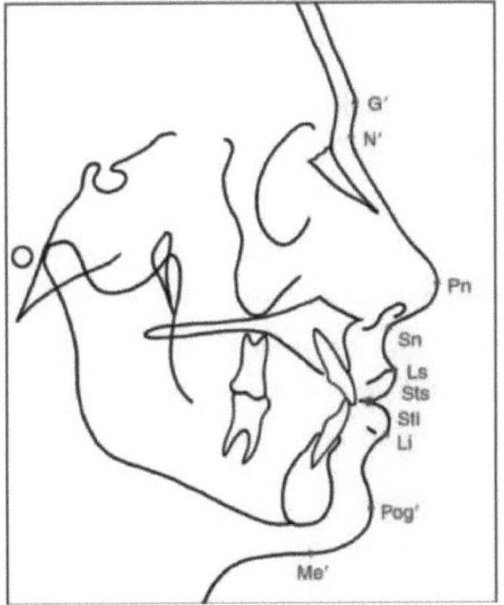

Fig:39 - Pontos cefalométricos de tecidos **moles**

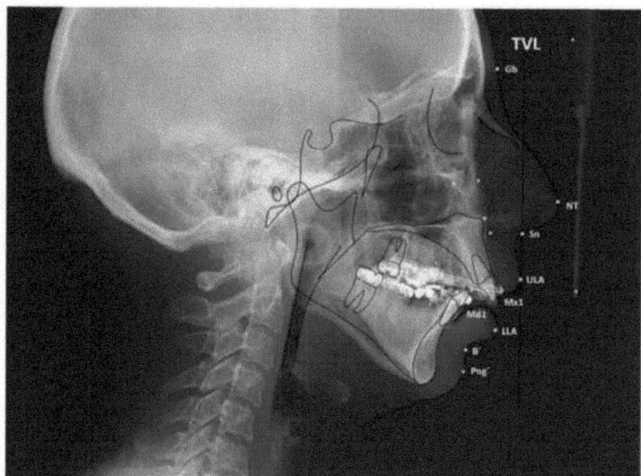

Fig:40 - Pontos cefalométricos de tecidos **moles**

Avaliação Wits

A maioria das análises cefalométricas, tal como a análise de Steiner, relaciona a posição anteroposterior da maxila e da mandíbula com o crânio. No entanto, as medições a partir da base do crânio nem sempre fornecem uma expressão fiável da relação antero-posterior entre a maxila e a mandíbula.

A avaliação de Wits é uma medida linear entre a maxila e a mandíbula e não é influenciada pelo crânio. Os pontos BO e AO são estabelecidos através da queda de linhas perpendiculares do ponto A e do ponto B, respetivamente, no plano oclusal. A média nos homens é BO 1 mm à frente de AO. Nas mulheres, BO e AO coincidem.

A medida entre BO e AO indica a discrepância anteroposterior entre a maxila e a mandíbula. Uma discrepância pequena pode indicar que um paciente pode ser tratado ortodonticamente, enquanto uma discrepância grande pode indicar que será necessária uma correção cirúrgica. As rotações no sentido horário ou anti-horário do complexo maxilomandibular em relação à base anterior do crânio não afectam as medidas da avaliação de Wits.

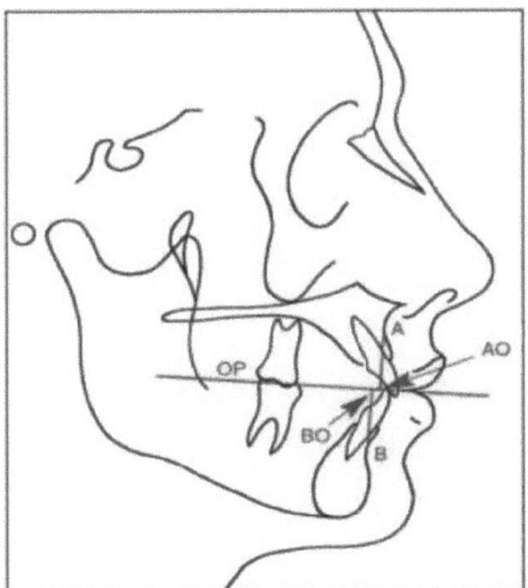

Fig:41- Avaliação de Wits. Traçam-se linhas verticais perpendiculares ao plano oclusal (PO) a partir do ponto A e do ponto B. Os pontos de contacto no PO são marcados com AO e BO, respetivamente. Os pontos de contacto no plano oclusal são designados por AO e BO, respetivamente.

➢ **Planos de tecidos moles**

1. Plano facial: Estende-se de N' a Pog'.
2. Plano facial superior: Estende-se de G' a Sn.
3. Plano facial inferior: Estende-se de Sn a Pog' .
4. Linha S: Formada pela ligação de Pog' a um ponto a meio caminho entre Pn e Sn.
5. Linha E: Estende-se de Pn a Pog'.

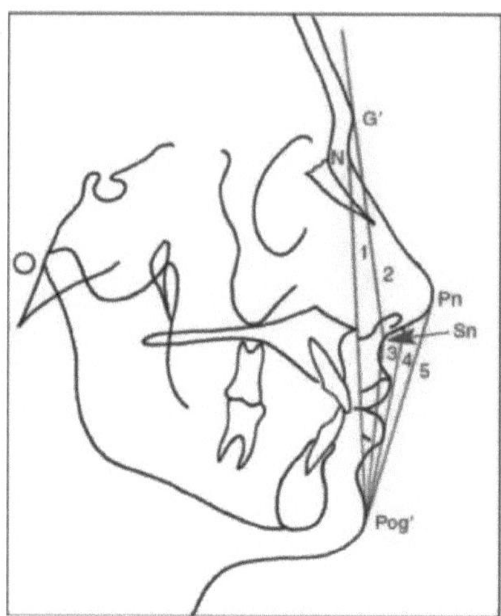

Fig:42 - Planos de tecidos **moles**. (1) Plano facial. (2) Plano facial superior. (3) Plano facial inferior. (4) Linha S. (5) Linha E (plano estético).

Linha E

- Linha E também designada por linha estética, descrita por Ricketts.
- A linha E é formada pela união da ponta do nariz e do pogónio do tecido mole (Pn a Pog').
- Em relação à linha E (Pn a Pog'), o lábio superior deve situar-se aproximadamente 4 mm atrás dela, enquanto o lábio inferior deve situar-se cerca de 2 mm atrás.
- O perfil contido por esta linha deve formar um arco de Cupido razoavelmente simétrico.

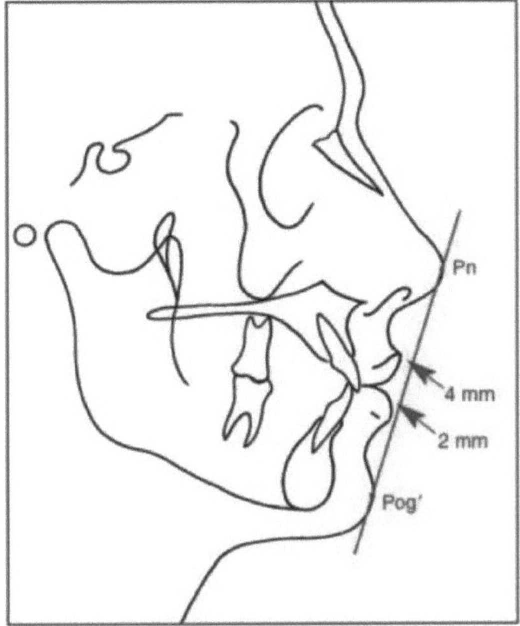

Fig:43- Linha E (Pn-Pog')

Linha S (steiner)

- Linha S traçada de Pog' até ao ponto médio da curva em forma de S entre Sn e Pn.
- Os lábios superior e inferior devem tocar a linha S.
- Os lábios atrás desta linha podem indicar falta de suporte labial ou um queixo proeminente.
- Os lábios podem ficar à frente desta linha devido a uma protrusão dentária ou a um queixo deficiente.

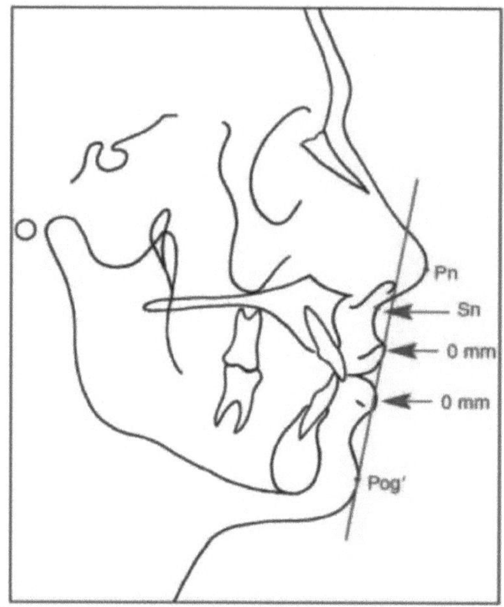

Fig:44- A linha S segue Pog' até ao ponto médio da curva em forma de S entre Sn e Pn.

Ângulo Z (Merrifield)

- O ângulo Z de Merrifield é formado pela intersecção de FH com uma linha que liga Pog' e o ponto mais saliente do lábio (superior ou inferior).
- O ângulo Z médio é de 80 ± 9 graus.
- Um ângulo superior a 80 graus indica um excesso antero-posterior da mandíbula, enquanto um ângulo inferior a 80 graus sugere uma deficiência antero-posterior da mandíbula.

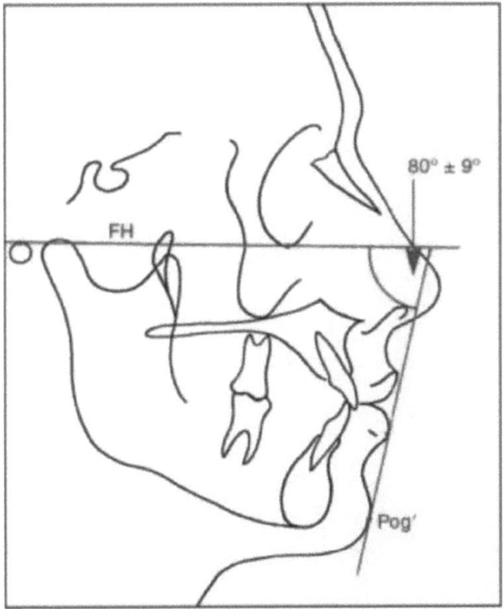

Fig: 45- O ângulo Z é formado pela intersecção de FH com uma linha que liga Pog' e o ponto mais saliente do lábio (superior ou inferior).

Análise de tecidos moles de Arnett & Bergman [73]

Arnett e Bergman apresentaram as Facial Keys to Orthodontic Diagnosis and Treatment Planning (Chaves faciais para o diagnóstico ortodôntico e planeamento do tratamento) como um plano clínico tridimensional para análise dos tecidos moles e planeamento do tratamento.

Para iniciar a análise cefalométrica dos tecidos moles (STCA), os modelos foram primeiro avaliados clinicamente, em posição natural da cabeça, côndilos sentados e com lábios passivos.

O STCA não foi utilizado sem o contributo clínico; foi necessária uma avaliação facial clínica para aumentar e elucidar os achados cefalométricos.

Em primeiro lugar, foi utilizado o exame facial descrito por Arnett e Bergman, com especial ênfase nas estruturas do terço médio da face que não aparecem na análise cefalométrica padrão.

Em particular, os contornos do rebordo orbital, da sub-pupila e da base alar foram anotados para indicar a posição antero-posterior da maxila.

Na preparação para a radiografia cefalométrica, foram colocados marcadores metálicos no lado direito da face para assinalar as principais estruturas do terço médio da face.

A marcação da maçã do rosto exigiu duas perspectivas. Primeiro, examinada a partir da esquerda em vista de 3/4, a altura do contorno malar direito foi marcada com tinta. Em seguida, com o examinador em pé diretamente em frente do doente, foi colocada uma esfera metálica na intersecção da marca de tinta da altura do contorno malar direito e uma linha vertical através do canto externo do olho.

O marcador da base alar foi então colocado na depressão mais profunda da base alar do nariz.

O marcador subpupilar foi situado diretamente abaixo do olhar direto da pupila. Verticalmente, o marcador sub-pupilar foi colocado a metade da distância vertical entre os marcadores do rebordo orbital e da base alar.

Estas estruturas essenciais da face média, embora normalmente perdidas nas películas de cabeça tradicionais, foram marcadas metalicamente na película de cabeça e tornaram-se a pedra angular deste diagnóstico cefalométrico da face média e do planeamento do tratamento.

O ponto pescoço-garganta foi então localizado e um marcador metálico foi colocado nessa posição.

Com as estruturas do terço médio da face marcadas, foi obtida uma película lateral da cabeça com o modelo posicionado na posição natural da cabeça, com o côndilo sentado e com os lábios passivos.

A Linha Vertical Verdadeira (TVL) foi então estabelecida. A linha foi colocada através da parte subnasal e era perpendicular à posição horizontal natural da cabeça.

Os pontos de referência dos tecidos moles foram marcados no cefalograma. Os marcos metálicos do terço médio da face foram também identificados como novos marcos na película da cabeça.

A posição vertical ou horizontal dos pontos de referência dos tecidos moles e duros foi então medida em relação à posição horizontal natural da cabeça do modelo ou TVL.

O STCA pode ser utilizado para diagnosticar o doente em cinco áreas diferentes, mas inter-relacionadas;

1. Factores dento-esqueléticos
2. Componentes de tecidos moles
3. Comprimentos faciais
4. Projecções TVL
5. Harmonia das partes.

Factores dento-esqueléticos

Têm uma grande influência no perfil facial. Estes factores, quando se encontram dentro dos limites normais, produzem normalmente uma relação equilibrada e harmoniosa entre a base nasal, o lábio, o A' suave, o B' suave e o queixo.

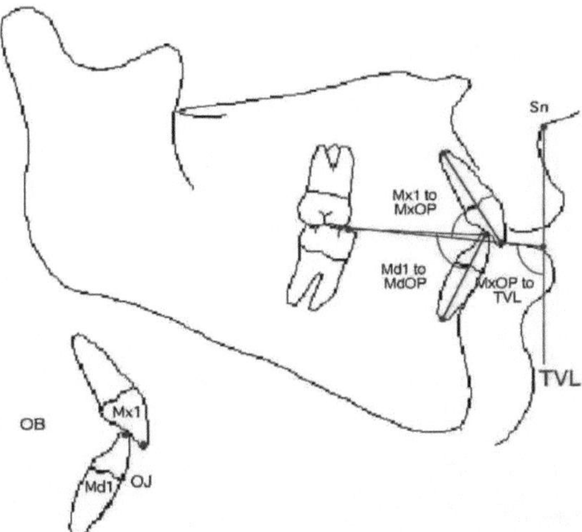

Fig:46- Factores dento-esqueléticos: o incisivo superior em relação ao plano oclusal maxilar, o incisivo inferior em relação ao plano oclusal mandibular, o plano oclusal maxilar, a sobremordida e a sobressaliência estão representados.

Estruturas de tecidos moles

É importante que a estética facial seja medida.

A espessura do lábio superior, do lábio inferior, de B para B', de Pog para Pog' e de Me para Me' alteram o perfil facial.

A espessura dos tecidos moles, em combinação com factores dento-esqueléticos, controla em grande medida o equilíbrio estético facial inferior.

O ângulo nasolabial e o ângulo do lábio superior reflectem a posição dos dentes incisivos superiores e a espessura dos tecidos moles que os cobrem.

Estes ângulos são extremamente importantes na avaliação do lábio superior e podem ser utilizados pelo ortodontista como parte da decisão de extração.

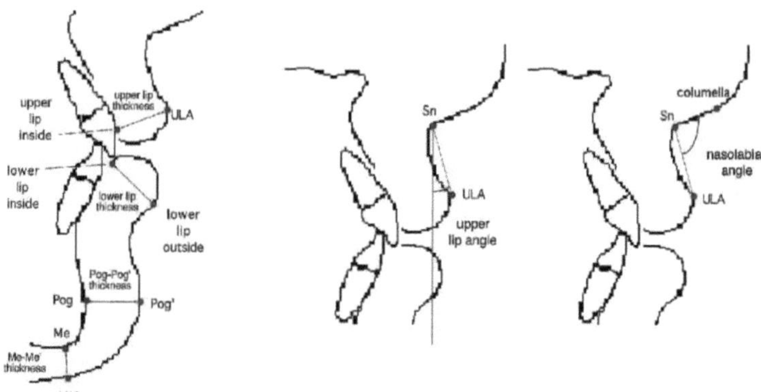

Fig: 31-Estruturas de tecidos **moles**: são representadas a espessura dos tecidos no lábio superior, lábio inferior, Pogonion' e Menton'. A espessura dos tecidos moles e os factores dento-esqueléticos determinam o perfil. Estes ângulos devem ser estudados antes da correção ortodôntica do overjet, para avaliar o potencial de alterações fora dos limites normais.

Comprimentos faciais

Estes são conceptualizados como comprimentos faciais dos tecidos moles (comprimentos dos lábios superior e inferior), intervalo interlabial, terço facial inferior e altura facial total.

Outras medições verticais essenciais incluem: exposição relaxada do incisivo superior do lábio, altura maxilar (Sn até à ponta Mxl), altura mandibular (ponta Md1 até Me') e sobremordida.

A presença e a localização de anomalias verticais são indicadas através da avaliação da altura maxilar, da altura mandibular, da exposição dos incisivos superiores e da sobremordida.

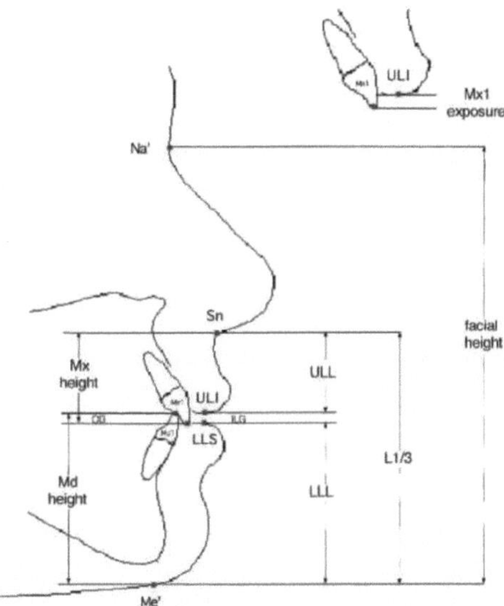

Fig:47- Comprimentos faciais - Os comprimentos dos tecidos moles incluem a altura facial (Na' a Me'), a altura do terço inferior (Sn a Me'), o comprimento do lábio superior (Sn ao lábio superior inferior), o comprimento do lábio inferior (lábio inferior superior a Me') e o intervalo interlabial (lábio superior inferior ao lábio inferior superior).

Projecções TVL

São medições ântero-posteriores do tecido mole e representam a soma da posição dento-esquelética mais a espessura do tecido mole que cobre esse marco de tecido duro.

A distância horizontal para cada marco individual, medida perpendicularmente ao TVL, é denominada valor absoluto do marco.

Os pontos de perfil medidos em relação à TVL são a glabela (G'), a ponta nasal (NT), o ponto A' do tecido mole (A'), a parte anterior do lábio superior (ULA), a parte anterior do lábio inferior (LLA), o ponto B' do tecido mole (B') e o Pogonion' do tecido mole (Pog').

Na face média, os pontos medidos com pérolas metálicas para o TVL são o rebordo orbital dos tecidos moles (OR'), a altura do contorno da maçã do rosto (CB'), a sub-pupila (SP') e a base alar (AB').

Os tecidos duros medidos para o TVL são a ponta do incisivo superior e a ponta do incisivo inferior.

Quando é diagnosticada uma retrusão do terço médio da face, o TVL é deslocado 1 a 3 mm para a frente.

A retrusão do terço médio da face é definida por factores clínicos (nariz comprido, estruturas do terço médio da face deficientes, suporte deficiente do lábio superior incisivo) e factores cefalométricos (lábio superior vertical e/ou lábio superior espesso).

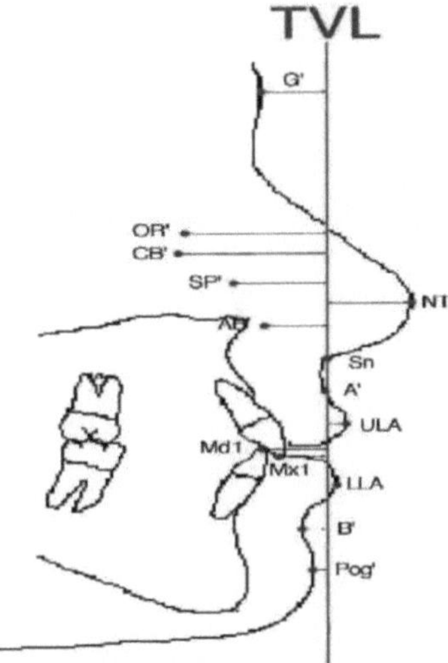

Fig:48- Projecções do TVL: O TVL é colocado por via subnasal, exceto quando existe retrusão maxilar.

Os valores de harmonia foram criados para medir o equilíbrio e a harmonia da estrutura facial.

Os valores de harmonia representam a distância horizontal entre dois pontos de referência medidos perpendicularmente à linha vertical verdadeira.

Os valores de harmonia examinam quatro áreas de equilíbrio: partes intramandibulares, intermaxilares, órbitas para os maxilares e o rosto total.

Harmonia intramandibular

Estes valores avaliam a projeção do queixo em relação ao incisivo inferior, ao lábio inferior, ao ponto B' do tecido mole e ao ponto da garganta do pescoço.

A análise destas estruturas indica a posição do queixo em relação a outras estruturas mandibulares e qual a estrutura que está anormalmente posicionada, caso exista.

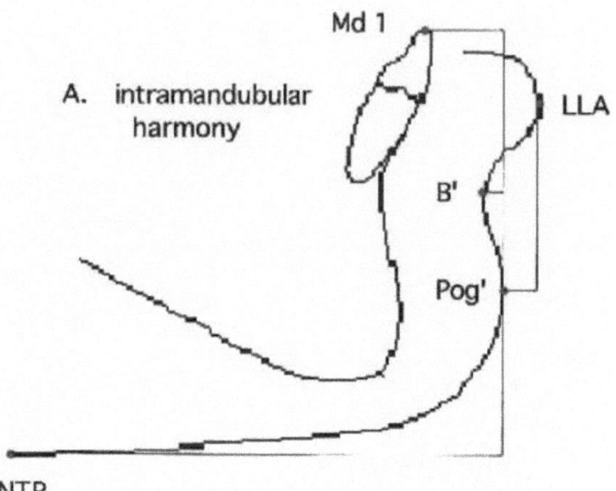

Fig:49- Harmonia intramandibular: as relações entre as estruturas da mandíbula que determinam o equilíbrio são medidas, o incisivo inferior em relação a Pog', o lábio inferior em relação a Pog', o tecido mole B' em relação a Pog' e o ponto da garganta do pescoço em relação a Pog'.

Harmonia entre mandíbulas

Estas relações controlam diretamente o terço inferior da estética facial.

Os valores indicam a inter-relação entre a base da maxila (Sn) e o queixo (Pog'), o tecido mole B' e o tecido mole A' e os lábios superiores e inferiores.

Os factores dento-esqueléticos (angulação dos incisivos superiores, angulação dos incisivos inferiores, plano oclusal maxilar) são os principais determinantes da harmonia intermaxilar, mas a espessura dos tecidos moles também o é.

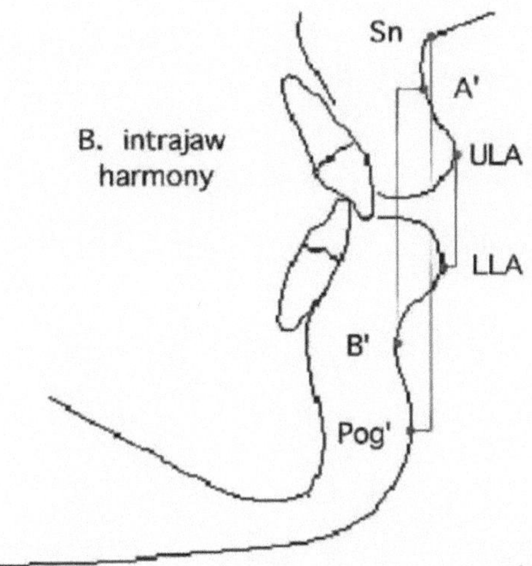

Fig:50 Relações **intermaxilares**: são medidas as relações entre os tecidos moles dos maxilares superior e inferior que determinam o equilíbrio, Subnasale a Pog', tecido mole A' a tecido mole B', lábio superior anterior a lábio inferior anterior.

Rebordo orbital até aos maxilares

As relações entre o rebordo orbital de tecido mole e o maxilar superior e inferior, que determinam o equilíbrio, são medidas: o rebordo orbital de tecido mole em relação ao maxilar superior no ponto A' do tecido mole e o maxilar inferior em Pog. As medições entre estas áreas avaliam o equilíbrio entre a face média e a mandíbula.

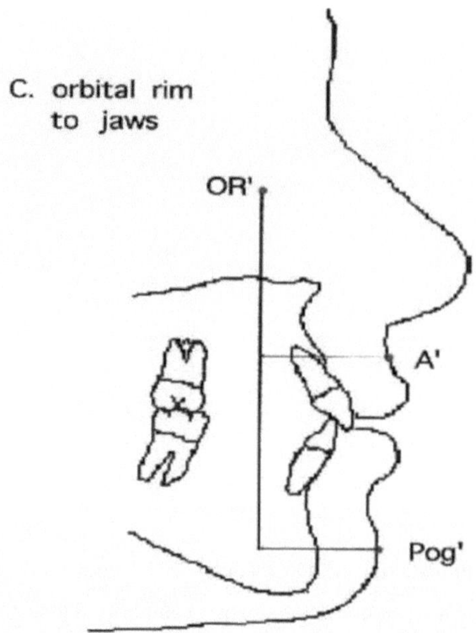

Fig:51-Arco orbital e maxilares - relações entre o tecido mole do arco orbital e os maxilares superior e inferior.

Harmonia total do rosto

São medidas as relações entre a testa, o maxilar superior e o maxilar inferior que determinam o equilíbrio, o ângulo facial (G'-Sn-Pog'), a testa na glabela e o maxilar superior no tecido mole A', e a testa na glabela e o maxilar inferior em Pog'

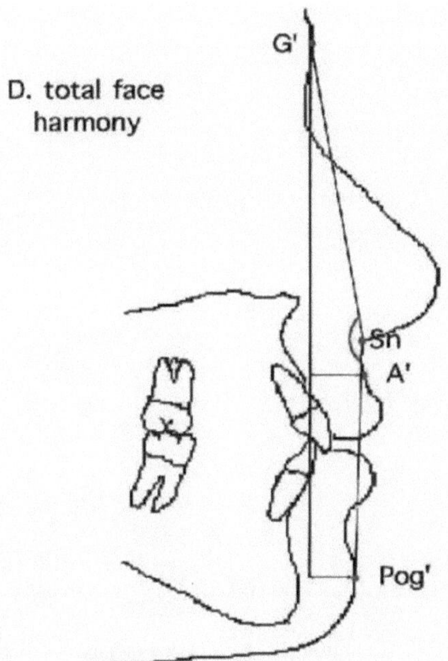

Fig:52-A harmonia **total** do rosto

PLANEAMENTO DO TRATAMENTO CEFALOMÉTRICO (CTP) [73]

O diagnóstico gerado pelo STCA é utilizado para orientar o planeamento do tratamento cefalométrico. Estão envolvidos sete passos no CTP para otimizar os resultados oclusais e faciais.

Table III. Cephalometric treatment planning

1. Correct Md incisor axial inclination: (female 56.8 ± 2.5°) (male 57.8 ± 3.0°) to Md occlusal plane
2. Correct Mx incisor axial inclination: (female 64.3 ± 3.2°) (males 64.0 ± 4.0°) to Mx occlusal plane
3. Set Mx incisor position
   Vertical: (females 4.7 ± 1.6 mm) (males 4.0 ± 1.4 mm) incisor exposure under relaxed lip a-p:
   - Clinical nasal projection (long, normal, short)
   - Clinical orbital rim, cheekbone, subpupil, and alar base contours (depressed, flat, normal, prominent)
   - Clinical upper lip support (by incisor, gingiva, no support [air])
   - Cephalometric upper lip angle: (females 12.1 ± 5.1°) (males 8.3 ± 5.4°)
   - Cephalometric upper lip thickness: (females 12.5 ± 1.8 mm) (14.8 ± 1.4 mm)
4. Autorotate Md to 3.2 mm incisor overbite when the following occurs at 3.2 mm of overbite:
   - CI overjet LFI only has corrected the bite
   - CII overjet Md advancement will be necessary in step 5
   - CIII overjet Md setback will be necessary in step 5
5. Move Md to Mx
   - 3.2 mm incisor overjet
   - 3.2 mm incisor overbite (done in step 4)
   - 1.5 mm first molar overbite
6. Set occlusal plane
   - Anterior: Mx incisor position set in step 3 is center of occlusal plane rotation
   - Posterior: move Mx first molar superior or inferior with Mx incisor as center of rotation
   - Occlusal plane determinants:
   - Mx occlusal plan to TV line (females 95.6 ± 1.8°) (males 95.0 ± 1.4°)
   - Chin to TV line: (females –2.6 ± 2.5 mm) (males –3.5 ± 1.8 mm)
   - Appropriate facial change at alar base
7. Set ideal chin projection
   - Chin osteotomy
   - Sn to Pog': (females –2.6 ± 2.5 mm) (males –3.5 ± 1.8 mm)

1. O passo inicial do DTC é a angulação correta dos dentes incisivos inferiores.
2. O segundo passo do CTP é a angulação correta dos incisivos superiores. Quando estes ângulos dos incisivos são alcançados, o verdadeiro overjet esquelético é revelado sem ser mascarado por compensações dentárias. As angulações corretas dos incisivos são necessárias para obter resultados faciais ideais. Por exemplo, se o incisivo superior estiver na vertical (> 58°) ou o incisivo inferior estiver procumbente (< 60°), o lábio inferior, o ponto B' e o Pog' serão retrusivos em relação ao resto da face.
3. De seguida, é realizado o posicionamento do incisivo superior, a chave para a reconstrução dentofacial. O incisivo superior é colocado de modo a que 4 a 5 mm de incisivo fiquem expostos sob o lábio superior relaxado. Horizontalmente, o incisivo superior é posicionado de acordo com uma combinação de achados clínicos e cefalométricos. Os factores clínicos são o rebordo orbital, o osso da bochecha, a subpupila e os contornos da base alar, a projeção nasal e o apoio do lábio superior. Os factores cefalométricos são a espessura do lábio superior e o ângulo do lábio superior.
4. A autorrotação da mandíbula para 3 mm de sobremordida é o próximo passo do PTC. Quando a autorotação produz um overjet de Classe I, isso indica que uma LeFort I isolada é a única cirurgia indicada. Se, no entanto, a autorotação para 3 mm de

sobremordida deixa um overjet de Classe II ou Classe III, um avanço ou recuo mandibular é indicado no passo 5.

5. Em seguida, a mandíbula é movida anterior ou posteriormente para corrigir o overjet com o arco maxilar.
6. Após a definição da sobremordida e do overjet, é definido o plano oclusal maxilar. A alteração do plano oclusal maxilar afecta a posição do queixo e o apoio da base alar. O ponto anterior do plano oclusal é a ponta do incisivo maxilar. O ponto anterior é definido para expor o bordo do incisivo, tal como descrito acima (Passo 3) no posicionamento do incisivo maxilar. O ponto posterior da linha do plano oclusal é a ponta da cúspide vestibular mesial do primeiro molar. Em geral, quanto mais superiormente o primeiro molar é colocado em relação à ponta do incisivo, mais convexo e menos agradável é o perfil facial. O perfil é geralmente optimizado quando o plano oclusal é normal (Tabela III) à linha vertical verdadeira, Pog' é normal à TVL, e a alteração da base alar corrige adequadamente a condição facial existente.
7. O último passo do PCT é a avaliação da projeção e da altura do queixo. A posição normal do queixo em relação à TVL é de -2,6 ± 2,5 para o sexo feminino e de -3,5 ± 1,8 para o sexo masculino. A posição do queixo é ajustada de duas formas: com uma osteotomia deslizante do queixo ou alterando o plano oclusal maxilar para aumentar ou diminuir a projeção. A inclinação do plano oclusal diminui a projeção do queixo e o achatamento do plano oclusal aumenta a projeção do queixo. Se o queixo tiver um mau contorno, o plano oclusal pode ser inclinado, permitindo um aumento do queixo para melhorar o contorno e a projeção. As alturas mandibulares (altura do queixo) para homens e mulheres são 56,0 e 48,6, respetivamente. A relação entre a altura maxilar e a altura mandibular é essencialmente de um para dois - 53% para as mulheres e 51% para os homens. Uma osteotomia do queixo com alongamento ou encurtamento pode ser utilizada para normalizar a altura do queixo.

O STCA é um instrumento de perfil vertical e horizontal. A Análise Cefalométrica de Tecidos Moles é um instrumento radiográfico que representa a extensão clínica da filosofia descrita em "Chaves faciais para o diagnóstico e planeamento do tratamento ortodôntico".

ANÁLISE DE TECIDOS MOLES DE HOLDAWAY:[11]

Esta análise é uma tentativa de expressar quantitativamente as relações dos tecidos moles que são agradáveis e harmoniosas, bem como as que não o são, para diferenciar umas das outras, e para explicar como esta informação é utilizada no planeamento do tratamento ortodôntico.

- Variáveis em análise

1. Ângulo facial de tecido mole
2. Nose_prominence
3. Profundidade do sulco superior
4. Tecido mole subnasal até à linha H
5. Convexidade do perfil esquelético espessura básica do lábio superior
6. Medição da deformação do lábio superior
7. Ângulo H
8. Lábio inferior à linha H
9. Sulco inferior à linha H
10. Espessura do tecido mole do queixo

- Linhas utilizadas -

- Linha H ou linha de harmonia
- Linha facial de tecidos moles
- Lâmina facial de tecido duro
- Linha Sella - nasion
- Plano horizontal de Frankfort
- Linha traçada em ângulo reto com o plano FH e tangente ao bordo vermelhão do lábio superior

Ângulo facial de tecido mole

Trata-se de uma medida angular de uma linha traçada entre o plano FH e o plano facial dos tecidos moles (Na-Po).

Este ponto do queixo é escolhido devido à estabilidade óssea durante o crescimento e porque, nos casos em que existe atividade hipermentoniana que resulta numa distribuição desigual da cobertura tegumentar do queixo ósseo, é um ponto mais realista para medir a proeminência do queixo. Uma medida de 91 graus é ideal, com um intervalo aceitável de +7 graus.

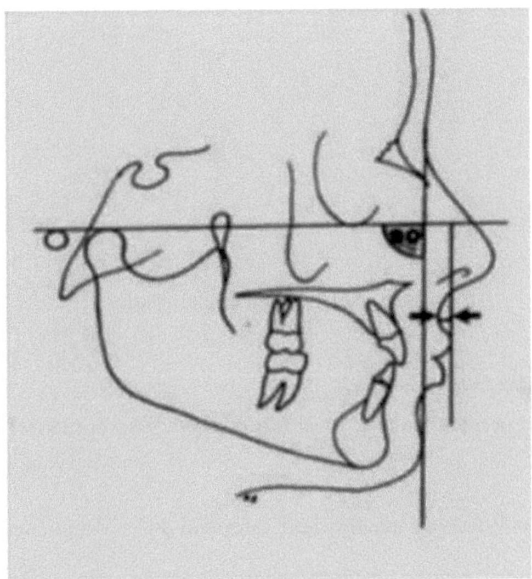

Fig:53- Ângulo facial de tecido mole

Proeminência do nariz

Pode ser medida como uma linha perpendicular à horizontal de Frankfort e tangente ao bordo vermelhão do lábio superior.

Este mede o nariz a partir da sua ponta em frente da linha e a profundidade da incursão do lábio superior na linha.

Os narizes com menos de 14 mm são considerados pequenos. Os que têm mais de 24 mm são considerados grandes ou proeminentes. A forma nasal deve ser avaliada numa base individual.

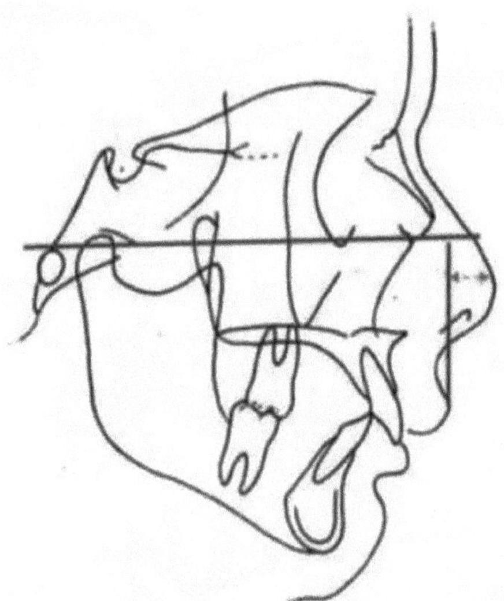

Fig: 54- Proeminência nasal

Profundidade do sulco superior

É medido numa perpendicular a Frankfort e tangente ao bordo do vermelhão do lábio superior.

Em certos tipos de faces, é aceitável um intervalo de 1 a 4 mm, sendo o ideal 3 mm.

Esta medida é especialmente útil nos casos em que se verifica estar em qualquer um dos extremos da convexidade facial, em que uma medição para a linha H (linha de harmonia) é enganadora devido à alteração da inclinação desta linha em faces altamente convexas ou côncavas.

Esta é uma forma simples de quantificar a curvatura real do lábio superior.

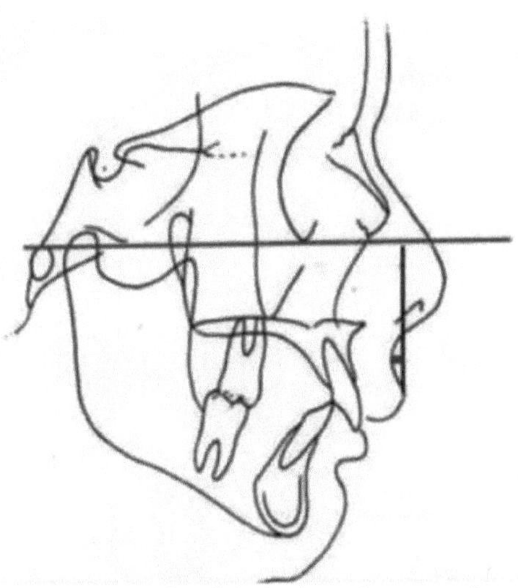

Fig:55- Profundidade do sulco superior

Tecido mole subnasal até à linha H

- O ideal é 5 mm
- 3- 7mm é normal
- Lábios curtos e finos 3mm
- Lábios compridos mais grossos 7mm

No entanto, a medida é um guia muito útil, e é usada rotineiramente para visualizar a melhor posição do lábio para um caso quando um Objetivo de Tratamento Visualizado (OVT) é construído. A linha H segue, de facto, a linha geral da face inferior.

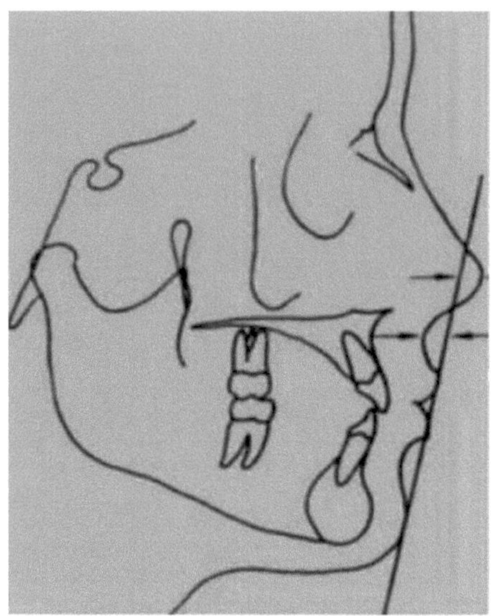

Fig:56- Tecido mole subnasal a

Convexidade do perfil esquelético

- Do ponto A ao plano do tecido duro (Na- Pog)
- Varia com o ângulo H- .

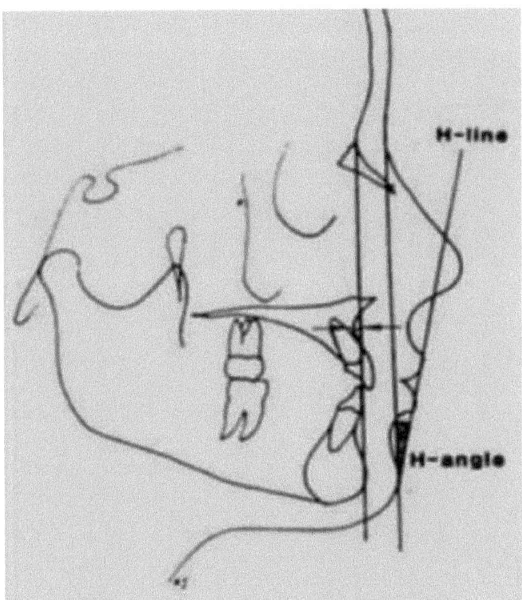

Fig:57- Convexidade do perfil esquelético

Espessura básica do lábio superior

Este ponto encontra-se próximo da base do processo alveolar, medido cerca de 3 mm abaixo do ponto A.

Situa-se a um nível imediatamente abaixo do qual as estruturas nasais influenciam a cobertura do lábio superior.

Esta medição é útil para determinar a quantidade de tensão ou incompetência labial presente quando o paciente fecha os lábios sobre os dentes protrusivos.

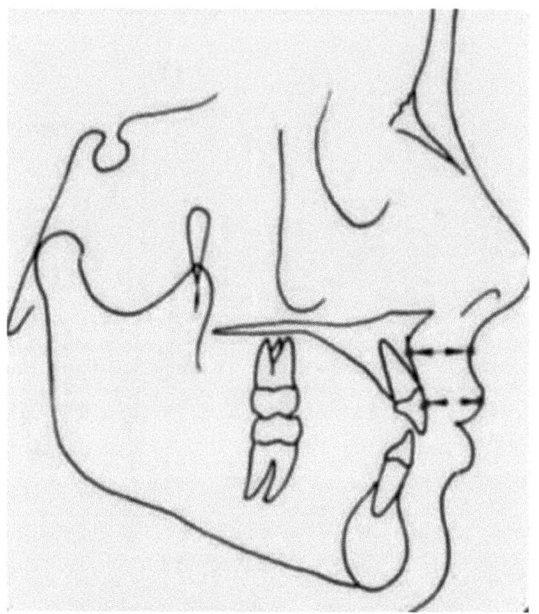

Fig:58- Espessura básica do lábio superior

Medição da tensão do lábio superior

A espessura habitual ao nível do bordo do vermelhão é de 13 a 14 mm.

A conicidade excessiva é indicativa do adelgaçamento do lábio superior à medida que este é esticado sobre os dentes protrusivos; além disso, uma altura vertical excessiva pode produzir mais de 1 mm de conicidade devido ao estiramento do lábio.

Quando a espessura do lábio na borda do vermelhão é maior do que a medida da espessura básica, isso geralmente identifica uma falta de crescimento vertical da face inferior com uma sobremordida profunda e a consequente redundância labial.

A tensão labial deve ser considerada quando se faz um VT0 para que esse objetivo seja realista.

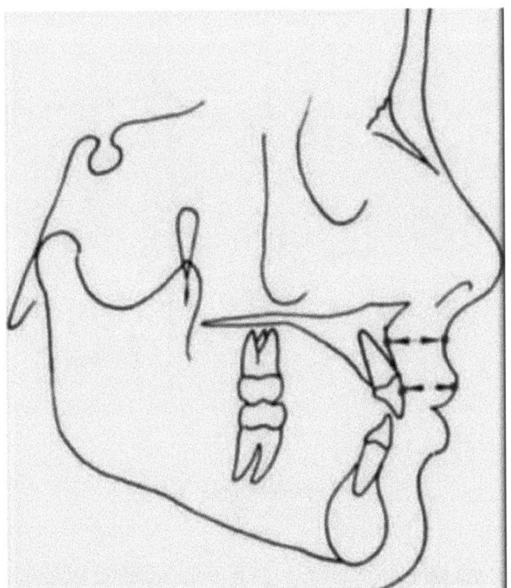

Fig:59- Medição da deformação do lábio superior

Ângulo H

Trata-se de uma medição angular da linha H em relação à linha Na-Po dos tecidos moles ou ao plano facial dos tecidos moles.

- Ideal 10 graus
- Gama = 7-15 graus.
- Mede a proeminência do lábio superior ou o retrognatismo do tecido mole do queixo.

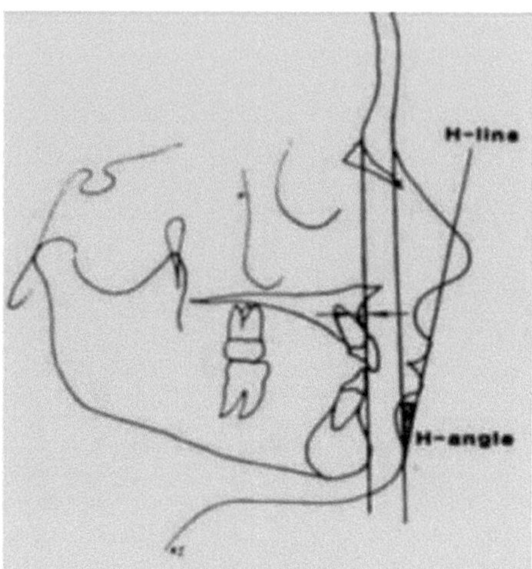

Fig:60- Ângulo H

Lábio inferior em relação à linha H - A posição ideal do lábio inferior em relação à linha H é de 0 a 0,5 mm. anterior, mas existem variações individuais de 1 mm. atrás a 2 mm.

Quando o lábio inferior está situado atrás da linha H, a medida é considerada um valor negativo. Uma medida do lábio inferior muito superior a - 1 mm, quando as outras medidas do perfil são apenas razoavelmente boas, indica que os incisivos inferiores estão posicionados demasiado para a língua.

Quando o lábio inferior se estende mais de 2 mm para além da linha H, a prótese é normalmente protrusiva, ou pelo menos os incisivos superiores são protrusivos, e está presente um overjet excessivo e/ou sobremordida.

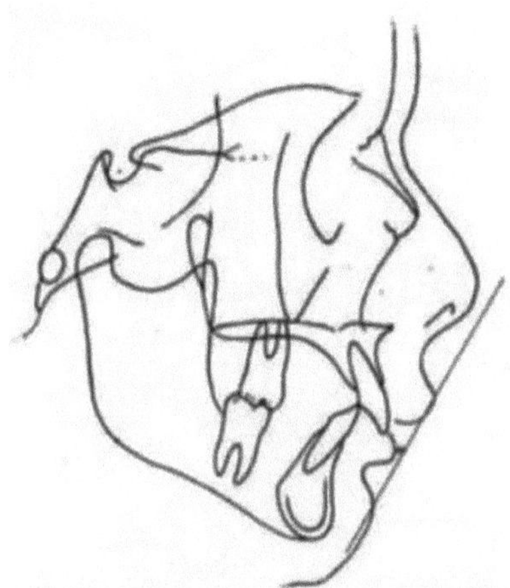

Fig:61- Lábio inferior à linha H

<u>Sulco inferior à linha H</u>

- É medido a partir do ponto mais profundo da curvatura entre o lábio inferior e o queixo e a linha H.

- Valor médio - 5 mm

- É um indicador da forma como gerimos as inclinações axiais dos dentes anteriores inferiores.

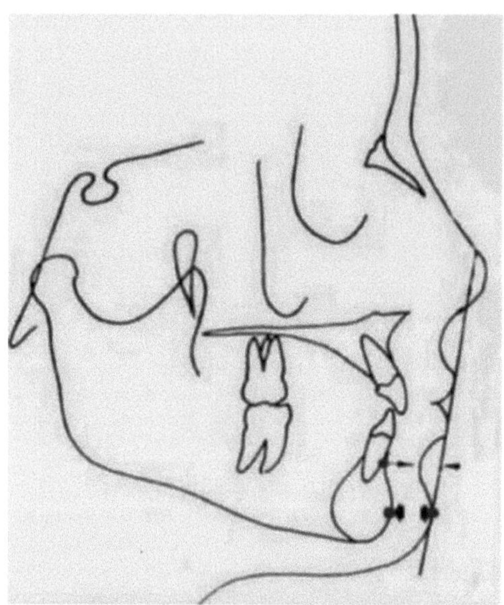

Fig:62- Sulco inferior à linha H

Espessura do tecido mole do queixo

Esta é registada como uma medida horizontal e é a distância entre as duas linhas verticais que representam os planos faciais de tecido duro e de tecido mole.

É medido do pogónio do tecido duro ao pogónio do tecido mole.

Valor médio - 10 a 12 mm

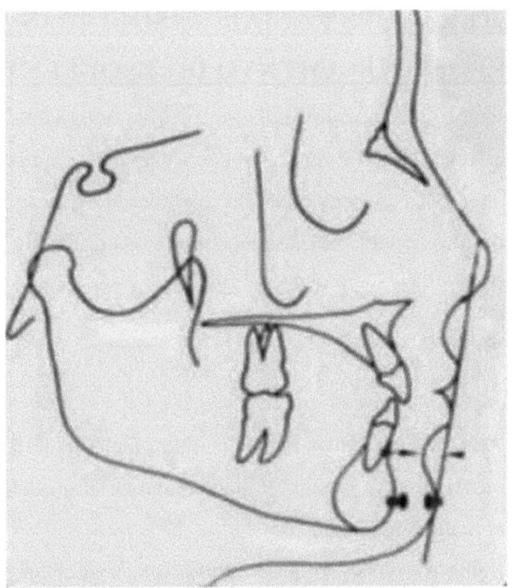

Fig:63- Espessura do tecido mole do queixo

✓ De acordo com esta análise

- Um queixo de tecido mole bem posicionado no perfil facial.
- Sem convexidade esquelética grave.
- Ângulo H com convexidade, curvatura labial definida de 4-6 mm.
- Lábio inferior e linha H ou a menos de 1 mm desta.
- Forma do lábio inferior e profundidade do sulco em harmonia com o lábio superior.

ALTERAÇÕES FACIAIS ASSOCIADAS AO REPOSICIONAMENTO DO ESQUELETO

A correção de uma deformidade dentofacial com cirurgia ortognática resultará numa alteração da estética facial. Para decidir sobre o procedimento cirúrgico correto e ser capaz de prever as alterações dos tecidos moles, o clínico deve ter um conhecimento profundo das reacções dos tecidos moles subsequentes aos diferentes movimentos cirúrgicos dos maxilares. As reacções básicas estão resumidas no seguinte esquema.

1. **Avanço mandibular**

■ Alterações frontais -

- Induz um aumento vertical da altura facial do terço inferior (mais nos casos com um ângulo do plano mandibular elevado do que nos casos com um ângulo baixo)
- Reduz a eversão do lábio inferior (efeito do incisivo maxilar na redução do lábio inferior)
- Reduz a prega labiomentoniana (o lábio inferior volta para trás)
- Melhora a definição pescoço-queixo

■ Alterações de perfil -

- Aumenta a proeminência do queixo
- Diminui a exposição do vermelhão inferior (o lábio inferior volta para trás)
- Aumenta a plenitude do lábio inferior
- Diminui o ângulo queixo-garganta
- Diminui a prega labiomental

2. **Recuo mandibular**

■ Alterações frontais

- Diminui a proeminência mandibular
- Torna o vermelhão do lábio superior mais proeminente
- Diminui a altura facial do terço inferior (mais nos casos de ângulo do plano mandibular elevado do que nos casos de ângulo baixo)

- Alterações de perfil
  - Diminui a proeminência antero-posterior da mandíbula
  - Reduz a exposição do vermelhão do lábio inferior
  - Reduz o comprimento do queixo e da garganta
  - Aumenta o ângulo queixo-garganta

3. **Avanço do maxilar**

- Alterações frontais -
  - Aumenta a largura da base alar (controlável)
  - Aumenta a plenitude do lábio superior
  - Aumenta a exposição do vermelhão do lábio superior
  - Aumenta a plenitude paranasal
- Alterações de perfil -
  - Aumenta a plenitude da zona paranasal
  - Eleva a ponta nasal (controlável)
  - Aumenta a plenitude do lábio superior
  - Diminui a proeminência do queixo e do nariz (relativa)

4. **Reposicionamento superior do maxilar**

- Alterações frontais -
  - Reduz a exposição dos incisivos maxilares
  - Reduz a exposição do vermelhão do lábio superior
  - Reduz a distância interlabial
  - Reduz o comprimento do lábio superior (controlável)
  - Reduz a altura do terço inferior do rosto
  - Reduz a exposição gengival ao sorrir
  - Aumenta a largura da base alar (controlável)
- Alterações de perfil
  - Eleva a ponta nasal (controlável)
  - Reduz a altura do terço inferior do rosto
  - Reduz a distância interlabial
  - Aumenta a proeminência anteroposterior da mandíbula

(autorrotação)

- Aumenta a plenitude paranasal

5. **Reposicionamento do maxilar inferior**

■ Alterações frontais -

- Aumenta a altura do terço inferior do rosto
- Aumenta o comprimento do lábio superior
- Aumenta a exposição do vermelhão do lábio superior
- Aumenta a exposição dos dentes maxilares

■ Alterações de perfil

- Aumenta a proeminência do lábio superior
- Torna o ângulo nasolabial mais obtuso
- Torna a mandíbula menos proeminente no sentido ântero-posterior (autorrotação)

6. **Resposta dos tecidos moles à genioplastia** [82]

Movement/Repositioning Plane	Expected Soft Tissue Change
Advancement	A ratio of soft tissue changes of 0.87:1 is expected.
Augmentation	Increased soft tissue advancement results with anterior augmentation. Periosteal stripping of the genial segment can result in soft tissue thinning over the mentum. Alloplastic implantation generates a soft response of 0.8:1.
Setback	Soft tissue changes are predicted to be 1:1 but less reliable than advancement. Caution to a "double-chin" appearance.
Superior positioning	Vertical repositioning elicits a soft tissue-to-hard tissue ratio change of 0.25:1. Vertical reduction of around 6–8 mm may cause soft tissue redundancy with ptosis.
Inferior positioning	A ratio of soft tissue changes of 1:1 is expected.
Transverse movements	Soft tissue changes of 71% are reported to bony transverse corrections. With transverse width reduction procedure, soft tissue changes of 0.6:1 are expected.

MÉTODOS ACTUAIS DE AVALIAÇÃO DA PRECISÃO DA PREVISÃO FACIAL DE TECIDOS MOLES EM 3D

A expansão das tecnologias tridimensionais tem sido notável nas últimas décadas, com a sua influência a estender-se a múltiplos campos de aplicação. O tratamento das deformidades dentofaciais envolve frequentemente uma combinação de métodos ortodônticos e cirúrgicos. Estes métodos, tais como a osteotomia Le Fort I (LFI), a osteotomia sagital bilateral (BSSO), a osteotomia vertical intra-oral do ramo (IVRO), a osteotomia sagital do ramo (SSRO), a cirurgia bimaxilar e a genioplastia, são normalmente empregues para responder às necessidades específicas dos pacientes que apresentam estas condições. As metodologias bidimensionais têm sido frequentemente utilizadas no planeamento destas intervenções. A oportunidade de explorar o planeamento cirúrgico e prever os efeitos de diferentes abordagens clínicas é possível graças ao aperfeiçoamento dos gráficos 3D e das ferramentas de imagiologia. Para além disso, os cirurgiões podem utilizar a tecnologia laser 3D para digitalizar e mapear a superfície do rosto. Esta tecnologia desempenha um papel crucial para realçar o impacto das alterações na aparência facial. Não só ajuda os cirurgiões a determinar o tipo adequado de cirurgias, como também os ajuda a decidir a extensão e a direção dos movimentos cirúrgicos necessários para corrigir a dismorfologia facial. Além disso, tem-se registado um aumento significativo do interesse em torno da previsão da resposta dos tecidos moles aos movimentos dos tecidos duros. Vários algoritmos foram desenvolvidos e incorporados em pacotes de software de previsão disponíveis no mercado para quantificar as alterações dos tecidos moles faciais em três dimensões. Estes incluem o modelo de massa de mola, o modelo de elementos finitos e o modelo de tensor de massa. Por conseguinte, seria prudente avaliar a precisão da previsão dos tecidos moles, especialmente na correção cirúrgica de casos de assimetria facial em que o planeamento da previsão bidimensional (2D) é de valor limitado. Esta questão ainda não foi investigada anteriormente. No entanto, tornou-se evidente que as metodologias bidimensionais tradicionais são inadequadas para este fim, uma vez que não consideram a terceira dimensão crucial[13].

A obtenção de resultados positivos na cirurgia ortognática requer uma abordagem abrangente que envolve a compreensão e interpretação dos desejos do doente, a sua correlação exacta com o diagnóstico e a conceção e execução meticulosas de um plano de tratamento. Para planear adequadamente a cirurgia ortognática, a previsão pré-operatória e o exame clínico são componentes cruciais que não podem ser negligenciados. Para criar o plano cirúrgico, é necessário ter em conta não só o diagnóstico ósseo e dentário, mas também o prognóstico pré-cirúrgico.

A obtenção do resultado desejado depende muito da coordenação cuidadosa entre ortodontistas e cirurgiões em todas as fases do tratamento, enfatizando a importância da sua colaboração[14]. Para realizar a cirurgia ortognática, o cirurgião passa por várias etapas. Em primeiro lugar, deve avaliar a relação dento-esquelética inicial. De seguida, determina a posição final desejada. Por fim, cria um modelo tridimensional para planear os movimentos necessários para atingir o resultado pretendido[15].

Na prática tradicional da cirurgia ortognática, estão envolvidos vários passos. Como primeiro passo, é efectuada uma recolha de vários pontos de dados. De seguida, é realizado um procedimento cirúrgico simulado. Por fim, o procedimento cirúrgico idêntico é efectuado na sala de operações. Para além das radiografias cefalométricas, este pacote também inclui elementos de traço, fotografias faciais e impressões dentárias. O principal objetivo de cada passo individual neste processo é gerar um modelo abrangente que reflicta com precisão a correlação existente entre a maxila/mandíbula e a displasia esquelética dentária que lhe está associada. A relação descrita acima é então utilizada para simular procedimentos cirúrgicos, avaliando os vários movimentos possíveis da mandíbula e, finalmente, produzindo talas de guia cirúrgico. As talas mencionadas neste contexto são de extrema importância, pois desempenham um papel fundamental para garantir o posicionamento preciso da maxila ou mandíbula durante os procedimentos cirúrgicos[16, 17]. O procedimento cirúrgico em questão utiliza um modelo analítico convencional que, por meio de dados numéricos, mapeia com precisão os movimentos tridimensionais previstos, permitindo ao cirurgião determinar o posicionamento preciso da maxila ou da mandíbula durante a operação. Por outro lado, é importante notar que esta abordagem particular requer um procedimento analítico e radiográfico abrangente, juntamente com a criação de modelos dentários e talas, o que pode ser moroso e requer um conhecimento profundo dos materiais dentários. Para além disso, esta abordagem pode levar a erros de cálculo mais significativos durante a fase algorítmica [17].

A revolução digital trouxe transformações significativas nos procedimentos cirúrgicos ortognáticos. Com a ajuda do planeamento cirúrgico assistido por computador, os cirurgiões são capazes de planear meticulosamente todo o procedimento num computador antes de o executar. Utilizando tecnologia de imagem avançada, como scanners de TC e modelação 3D, é gerada uma representação virtual da face e do crânio do doente[18]. Os cirurgiões recorrem a sistemas de navegação cirúrgica para terem acesso a um acompanhamento em tempo real durante os procedimentos cirúrgicos. A colocação e o movimento do equipamento cirúrgico, bem como a anatomia do doente, são monitorizados através de uma combinação de câmaras de infravermelhos, rastreadores e algoritmos informáticos. Ao ajudar a manter a postura e o alinhamento adequados da mandíbula, esta técnica reduz efetivamente a probabilidade de erros cirúrgicos[19]. A fim de fornecer visualizações em tempo real da anatomia do paciente, podem ser utilizadas várias tecnologias de imagem, como scanners intra-orais, tomografia computorizada de feixe cónico (CBCT) e outras ferramentas relevantes. Estas ilustrações ajudam o cirurgião a calcular a precisão do movimento cirúrgico e a efetuar as alterações necessárias [20, 21].

O processo de fabrico aditivo, normalmente designado por impressão 3D, consiste em adicionar camadas de material a um desenho digital específico, a fim de criar formas e estruturas tridimensionais complexas. Esta técnica, que tem vindo a ser desenvolvida, permite a criação de formas e estruturas com um elevado nível de precisão[22]. O aparecimento da impressão 3D e o desenvolvimento da 4.ª revolução industrial podem ser atribuídos à crescente procura de produtos que ofereçam uma grande variedade de desenhos e aplicações. A implementação e utilização de tecnologia 3D avançada contribuiu significativamente para o avanço de vários tratamentos médicos e procedimentos cirúrgicos [23-25].

Nos últimos tempos, tem-se verificado um aumento significativo da atenção dada à impressão 3D para aumentar a precisão dos procedimentos intra-operatórios em cirurgia ortognática. Ao utilizar esta tecnologia, torna-se possível efetuar uma simulação pré-operatória virtual, permitindo assim o desenvolvimento de materiais personalizados de fixação e reconstrução óssea. Além disso, a utilização de modelos físicos e modelos permite a criação de guias cirúrgicos personalizados e o planeamento cirúrgico. Para além disso, a utilização da tecnologia de impressão 3D tem desempenhado um papel significativo no avanço da educação cirúrgica e na promoção de melhores relações entre médicos e doentes.

AVANÇOS NA CIRURGIA ORTOGNÁTICA ATRAVÉS DA IMPRESSÃO 3D E DO PLANEAMENTO PRÉ-TRATAMENTO.

Modelos impressos em 3D e guias cirúrgicos para planeamento pré-cirúrgico

O processo de planeamento do tratamento implica a recolha de informações clínicas essenciais para tomar decisões informadas que sejam eficientes, precisas e poupem tempo. O planeamento prévio eficaz desempenha um papel crucial em vários aspectos, nomeadamente na minimização dos riscos e na otimização do tempo passado no bloco operatório[26] . Durante o planeamento pré-operatório, é feita uma análise cuidadosa das imagens médicas e das informações do doente para compreender melhor o problema e criar um modelo adequado ao doente[27]. Todas as subespecialidades cirúrgicas têm vindo a utilizar modelos impressos em 3D para o planeamento pré-cirúrgico. Estes modelos permitem o planeamento e a simulação precisos de procedimentos cirúrgicos, incisões e colocação e dimensionamento do hardware necessário, para que não seja necessário realizar estes passos no intra-operatório[28]. Além disso, podem ser produzidos modelos exactos e realistas que fornecem guias visuais interpretáveis [29].

Vários estudos referiram a eficácia da impressão 3D para um melhor planeamento pré-operatório. Foi referido que melhora consideravelmente os resultados cirúrgicos ao diminuir a morbilidade pós-cirúrgica, o desempenho do cirurgião, o tempo dos procedimentos cirúrgicos, a menor exposição a radiações ionizantes e outros aspectos da aprendizagem global [30]. Os recentes avanços no planeamento pré-operatório assistido por computador renovaram a análise do planeamento cirúrgico e ofereceram uma melhor apresentação do complexo craniofacial, o que aumentou a previsibilidade dos resultados cirúrgicos [31].

As impressoras 3D revolucionaram a forma como fabricamos talas ortopédicas e também mudaram a forma como tratamos as condições da articulação temporomandibular. Ye e os seus colegas realizaram um estudo no qual as talas digitais concebidas através de uma operação booleana foram aplicadas a vários modelos offset modificados através de software de desenho assistido por computador (CAD). Os resultados do estudo revelaram que os modelos dentários offset são mais vantajosos para a utilização de talas impressas em 3D, uma vez que são mais capazes de aderir aos dentes [32]. Após relatar uma menor taxa de erros em comparação com estudos anteriores, Shaheen et. al. recomendaram a utilização clínica de talas de oclusão endoscópicas em 3D[33]. Alguns anos após a publicação inicial do estudo, foi publicado um novo trabalho de investigação sobre os splints ortognáticos 3D . O estudo produziu resultados clinicamente aceitáveis e foi reprodutível, concluindo-se que o protocolo poderia ser aplicado ao desenho e fabrico de Splints Intermédios para Cirurgia Ortognática Bimaxilar[33].

No planeamento da cirurgia ortognática, o planeamento pré-operatório é a parte mais crítica do procedimento. As tecnologias 2D tradicionais utilizadas no diagnóstico, planeamento e fabrico de talas apresentam limitações para o planeamento cirúrgico ortognático, uma vez que não podem fornecer informações 3D sobre as estruturas anatómicas. Além disso, podem surgir imprecisões devido a questões relacionadas com a baixa resolução, que são transferidas para a conceção de moldes de gesso não optimizados [34]. Estas deficiências foram ultrapassadas pela incorporação da impressão 3D em procedimentos ortognáticos, que fornece imagens de alta resolução para garantir modelos e talas esqueleto-dentários precisos ao transferir pontos de referência anatómicos. A impressão 3D também garante uma baixa exposição à radiação e uma precisão considerável no registo da anatomia dos doentes através de imagens de alta resolução. Isto melhora o reposicionamento dos maxilares num fluxo de trabalho computorizado[35].

As imagens 3D pré-operatórias, como a TC e a CBCT, são técnicas volumétricas precisas, com voxels de 100-200 μm de resolução espacial, que fornecem com precisão as caraterísticas anatómicas dos doentes. Estas são depois transferidas para plataformas de planeamento adequadas [35]. Estas imagens são utilizadas para construir vários objectos impressos em 3D, tais como talas oclusais, modelos anatómicos, implantes específicos do doente e guias de corte [36]. As guias cirúrgicas impressas em 3D ajudam a cortar ossos e a colocar implantes e permitem efetuar a cirurgia com a máxima precisão e o mínimo de envolvimento invasivo[37]. As talas-guia impressas em 3D dos ossos maxilares específicas do doente reproduzem exatamente a sua forma e função originais, proporcionando um ajuste exato para o enxerto [36]. Os aparelhos impressos em 3D, como os distalizadores pré-cirúrgicos e o power, são utilizados em ortodontia para proporcionar um movimento dentário preciso e guias personalizados para osteotomia, que ajudam nas manobras cirúrgicas tão próximas quanto possível do planeamento em 3D[36]. As lesões traumáticas únicas maxilofaciais inerentemente inesperadas podem ser resolvidas através da utilização de uma combinação de tecnologias 3D que são robustas, benéficas, poupam tempo e reduzem o trabalho pesado de moldagem de materiais[38-40].

O efeito combinado da digitalização e das práticas 3D no processo pré-cirúrgico permitiu a digitalização e a modelação 3D das arcadas dentárias e da anatomia esquelética antes do planeamento. A partir de imagens de baixa resolução e alta taxa obtidas através de TC e CBCT, uma digitalização de alta resolução dos arcos oclusais é parte integrante deste processo[41, 42]. Além disso, é possível obter uma imagem composta do sistema dentário-esquelético através de um exame de TC da anatomia esquelética, modelos de gesso digitalizados e uma tala de referência com marcadores fiduciais, através de um método de TCFC dupla ou de um procedimento de TCFC tripla[43-46]. Além disso, foi sugerido por vários estudos que o algoritmo iterativo do ponto mais próximo deve ser utilizado para posicionar as digitalizações de alta resolução das arcadas dentárias baseadas na impressão com as digitalizações de TC do contorno craniofacial adequadas, o que elimina a marcação fiducial e simplifica o processo[47, 48].

Este estudo examinou a precisão dos modelos de digitalização intra-orais (IRS) e dos modelos de digitalização de gesso (CAST) em imagens CBCT utilizando software de planeamento 3D. Determinou a precisão do registo com base nas técnicas de digitalização e no software de programação 3D e concluiu que o registo através da função PR dos pacotes de programação 3D era significativamente mais preciso do que o registo através da função MR[49]. Os scanners intra-orais expandiram grandemente o âmbito dos registos dentários, permitindo o registo de dados oclusais ortodônticos de alta qualidade para modelos compostos a serem carregados numa plataforma de planeamento cirúrgico adequada[50, 51].

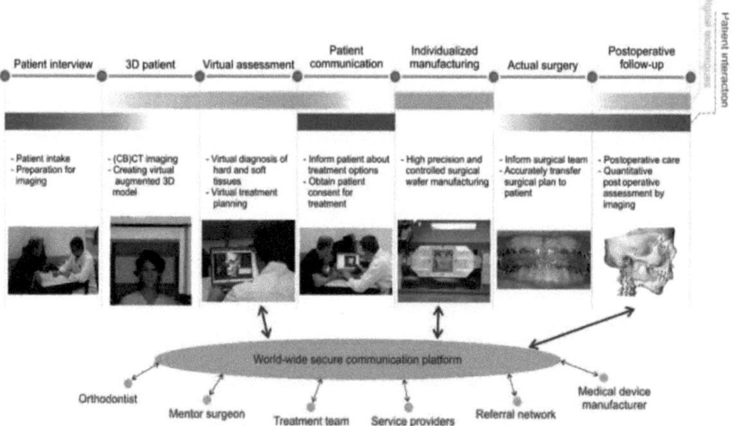

Fig-64 Processo de fluxo de trabalho para o planeamento do tratamento virtual 3D da cirurgia ortognática

Análise 3-D de tecidos moles utilizando um scanner de superfície a laser

As alterações dos tecidos moles faciais em relação aos movimentos dos tecidos duros após casos de cirurgia ortognática são sempre motivo de preocupação para os doentes, as equipas cirúrgicas e ortodônticas. As imagens 3D captadas com o scanner a laser podem ser uma ferramenta útil para a comunicação com os pacientes e os profissionais, mas não podem ser utilizadas apenas para uma análise exacta das alterações dos tecidos moles faciais. A digitalização a laser 3D não representa um risco de radiação ionizante porque utiliza um laser não perigoso, reproduz bem a cor e a textura dos tecidos moles e reconstrói as imagens 3D imediatamente no software relacionado. Por conseguinte, a digitalização a laser 3D é adequada para a análise e avaliação dos tecidos moles em pacientes submetidos a cirurgia ortognática.

Podemos obter o modelo 3D dos tecidos moles através de um scanner de superfície a laser utilizando o Planmeca ProMax® 3D (Planmeca, Helsínquia, Finlândia) [84], um scanner a laser Vivid 900 (Minolta, Tóquio, Japão) [85] 1 mês antes da cirurgia e, pelo menos, 6 meses após a cirurgia.

Pode ser efectuada uma digitalização laser pré-operatória normalizada utilizando o Planmeca ProMax® 3D (Helsínquia, Finlândia) em T0 e T1 (6 meses após a cirurgia). As digitalizações a laser pré-operatórias serão obtidas em doentes utilizando o sistema Planmeca ProMax® 3D (Helsínquia, Finlândia) em T0 e T1 seis meses após a cirurgia. O dispositivo gira para digitalizar o rosto, projectando um feixe de laser de 532 nm classe I a 20 cm de distância. Duas câmaras localizadas em ambos os lados do painel do laser captam registos de vídeo do ciclo de captura e da textura da pele facial. Para evitar artefactos, o doente deve retirar quaisquer jóias ou óculos da cabeça e do pescoço, permanecer imóvel com a cabeça numa posição natural, olhar para o espelho oposto enquanto a máquina laser roda 360 graus e relaxar com os lábios numa posição descontraída e os dentes juntos enquanto diz a letra M.

Para minimizar a distorção dos tecidos moles, foram utilizadas hastes verticais para o posicionamento da cabeça com pressão mínima. No entanto, não foi utilizado qualquer apoio para o queixo aquando do posicionamento do doente. A triangulação laser é utilizada para captar imagens 3D do tópico, que são posteriormente transformadas numa malha gerada por computador. Os exames pré-operatórios e pós-operatórios são sobrepostos através da determinação manual da região de interesse em ambas as malhas. Depois, utilizando a correspondência da topografia da superfície entre as duas imagens, é efectuado o registo automático da superfície, aproximando o mais possível os vértices correspondentes das duas superfícies sobrepostas na região de interesse.

As malhas das imagens faciais são comparadas para permitir comparações diretas entre elas utilizando a escala milimétrica de cores. É possível gerar um mapa de distâncias generalizado, codificado por cores, que apresenta a distância em diferentes cores entre as duas malhas de superfície testadas. Quanto mais as malhas estiverem viradas para a frente, mais a tonalidade se desloca para a extremidade vermelha do espetro e assume um sinal positivo. Pelo contrário, a cor desloca-se mais para a extremidade azul do espetro e torna-se negativa quando as duas malhas se afastam mais na direção posterior.

Consequentemente, os vértices das duas malhas com distância zero recebem a cor verde, que está ligada ao centro do espetro.

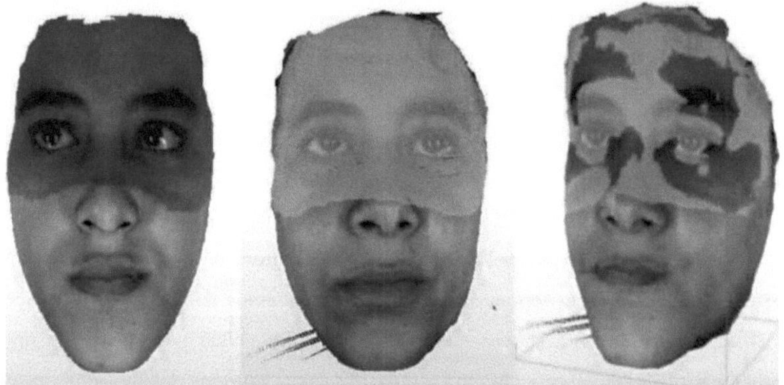

Fig:65 - (a) determinação da região de interesse no modelo pré-operatório, (b) determinação da região de interesse no modelo pós-operatório (c) registo dos 2 modelos um sobre o outro

Num esforço para colmatar as deficiências da análise bidimensional, foram desenvolvidos sistemas de aquisição e análise de imagens 3D graças aos avanços nas tecnologias de hardware e software informático. Foram sugeridas várias técnicas para a obtenção de imagens tridimensionais, incluindo tecnologias baseadas na ótica, como os scanners laser, a estereofotogrametria e as tecnologias baseadas na radiografia, como a TAC ou a CBCT. A técnica de digitalização a laser provou ser um método simples e não invasivo para a aquisição facial em 3D, se adquirida isoladamente. Vários estudos demonstraram a validade e a elevada exatidão de diferentes sistemas de digitalização a laser e avaliaram a precisão e a fiabilidade dos dados gerados a partir das digitalizações. A digitalização por laser pode ser uma ferramenta útil para a análise dos tecidos moles, estando atualmente em curso um exame dos tecidos moles em 3D relacionado com a análise dos tecidos duros em 3D.

Modelos anatómicos 3D específicos para cada doente

O objetivo da introdução de modelos 3D específicos do doente é fornecer detalhes anatómicos precisos e específicos do doente para o planeamento pré-operatório. Estas ferramentas específicas do doente reduzem o tempo de operação e o planeamento pré-operatório, bem como a segurança do doente. Estes modelos anatómicos impressos em 3D específicos do doente podem ser utilizados tanto em salas de operações como fora delas para o planeamento cirúrgico[52]. Podem ser criados modelos hápticos que ajudam no planeamento de abordagens cirúrgicas, permitindo a obtenção de imagens em corte transversal ou a personalização de próteses específicas para a anatomia do doente. Reduz as etapas de implantação e os tempos de anestesia [53]. As cirurgias ortopédica, maxilofacial e cardiotorácica são consideradas pioneiras na aplicação de práticas de impressão 3D para próteses personalizadas[52].

Num estudo recente, foi feita uma comparação entre a utilidade do planeamento pré-operatório com a utilização de um modelo impresso em 3D e uma imagem renderizada em 3D[54]. Os recentes avanços na computação de imagens médicas tridimensionais (3D) para cirurgia ortognática permitiram um grande avanço e possibilitaram o diagnóstico virtual sem precedentes, o planeamento do tratamento e a avaliação dos resultados do tratamento das deformidades maxilofaciais. A cirurgia ortognática restaura não só a função oclusal, mas também a estética, melhorando a harmonia facial. Escusado será dizer que a melhoria da estética dos tecidos moles é o objetivo final do tratamento. O cefalograma lateral bidimensional convencional (2D) é utilizado para prever e avaliar os resultados cirúrgicos antes e depois da cirurgia. Embora estes métodos sejam convenientes e apresentem vantagens económicas, devido à limitação da sua projeção médio-sagital e do ângulo e distância de projeção, a informação sobre as alterações dos tecidos moles e a precisão são escassas e insatisfatórias[76].

Atualmente, o último desafio é o planeamento cirúrgico tridimensional (3D). O aperfeiçoamento dos gráficos 3D e das ferramentas de imagiologia permite explorar o planeamento cirúrgico e a previsão dos efeitos de diferentes abordagens clínicas; estas técnicas baseiam-se em imagens adquiridas com tomografia computorizada (TC), tomografia computorizada cone bean (CBCT) e tomografia computorizada multi-slice (MSCT), que fornecem imagens volumétricas da estrutura anatómica facial. De facto, a possibilidade de conhecer a resposta dos tecidos moles às intervenções cirúrgicas ajuda os cirurgiões a planear os movimentos cirúrgicos e dá-lhes mais informações sobre a necessidade de descompensação ortodôntica. Além disso, o objetivo destas intervenções não é apenas corrigir a dismorfologia facial de um ponto de vista funcional, mas também obter uma melhoria estética do aspeto facial dos pacientes. Por conseguinte, um planeamento preciso do tratamento é muito importante para obter um bom resultado estético e oclusal. Pelas razões acima mencionadas, é extremamente importante ter uma previsão da disposição dos tecidos moles. Foram considerados vários métodos para prever as respostas dos tecidos moles; os mais comuns são o modelo massa-mola (MSM), o modelo de elementos finitos (FEM) e o modelo de tensor de massa (MTM)[5]. A maioria dos pacotes de software atualmente adoptados na prática clínica baseiam-se nestes modelos. Embora estes pacotes de software atinjam geralmente uma precisão global aceitável, podem apresentar imprecisões quando se trata de áreas específicas da face, como por exemplo à volta dos lábios.

A maioria dos MEF descritos na literatura utiliza modelos anatómicos altamente detalhados a partir de imagens de ressonância magnética (RM) e de tomografia computorizada (TC), a fim de melhorar a precisão da previsão dos movimentos dos tecidos moles. Por outro lado, outras técnicas de modelação, como o MSM (menção não explicada) e o MTM (menção não explicada), ganharam popularidade no software comercial devido às suas capacidades de processamento em tempo real. Alguns exemplos de software comercial que incorporam estas técnicas são o Surgicase CMF (Materialise, Leuven, Bélgica), Dolphin 3D (Dolphin Imaging & Management Solutions, Chatsworth, CA, EUA), Simplant O&O (Dentsply-Sirona, York, PA, EUA), e 3dMDvultus (3dMD, Atlant, EUA). [77]

Atualmente, é possível obter modelos digitais tridimensionais dos três pilares da cirurgia ortognática: dentário, esquelético e estético. Estes parâmetros têm sido tradicionalmente medidos por cefalogramas, moldes de gesso e exames clínicos adequados desde o início do século XX. A partir dos anos 80, observou-se um aumento da utilização de técnicas de imagiologia 3D. As arcadas dentárias podem agora ser digitalizadas diretamente com um scanner intra-oral ou através da aquisição 3D de moldes de gesso. O esqueleto facial é modelado através de reconstruções por TC ou CBCT. Finalmente, os tecidos moles faciais podem ser adquiridos diretamente em 3D por estereofotogrametria, digitalização a laser ou digitalização com luz estruturada, ou reconstruídos a partir de cortes transversais de TC ou TCFC. Estes modelos 3D podem agora ser combinados num "paciente virtual" completo, cuja oclusão dentária pode ser determinada com precisão, sem artefactos, e integrada em bases ósseas que estão correlacionadas com a camada de pele texturizada que rege a aparência facial antes e depois da cirurgia.

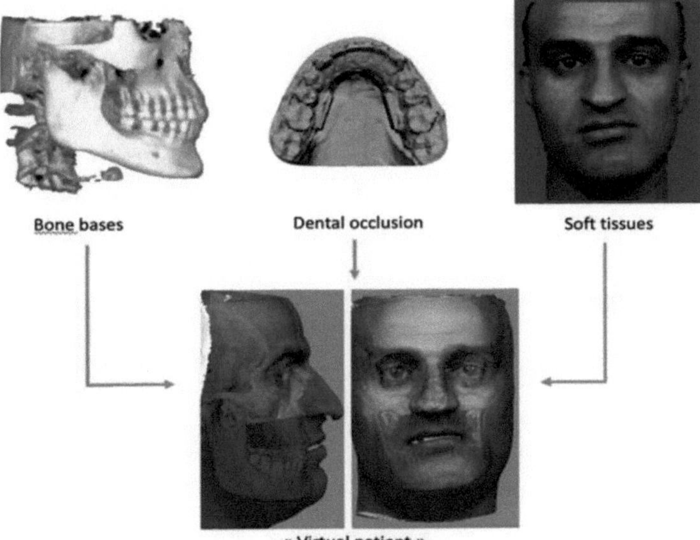

Fig:66- Sobreposição de imagens tridimensionais de bases ósseas, oclusão dentária e tecidos moles.

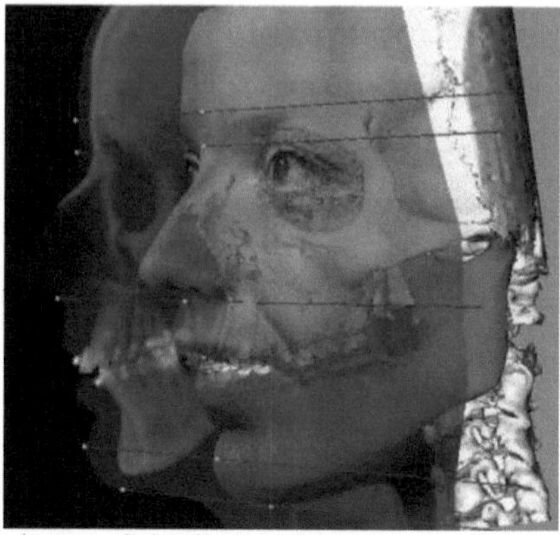

Fig:67- Renderização de superfícies ilustrando representações de superfícies de tecidos duros e de tecidos moles transparentes ligadas a um cefalograma lateral virtual, permitindo uma análise cefalométrica 3D aprofundada dos tecidos moles e duros e dos dentes (Maxilim, versão 2.2.2, Medicim NV, Mechelen, Bélgica).

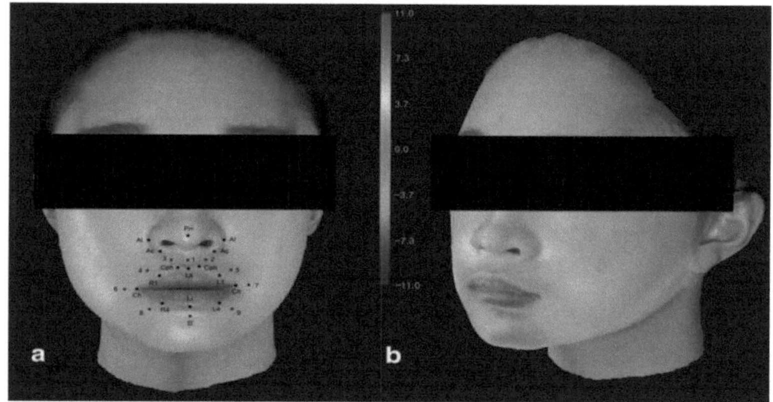

Fig:68- (a) Imagem facial reconstruída tridimensionalmente e vinte e seis pontos de referência em torno do tecido nasolabial. (b) Uma imagem sobreposta do mapa de cores das alterações dos tecidos moles faciais após a cirurgia ortognática. (a cor azul indica quase nenhum desvio, e as mudanças de cor para vermelho indicam desvios maiores). A cor do sinal é expressa com um "+" e um "-" para mostrar a direção do desvio. A cor azul indica um movimento para trás (-) e a cor vermelha indica um movimento para a frente (+).

Planeamento cirúrgico virtual (VSP) com talas cirúrgicas CAD/CAM

O planeamento de cirurgia virtual é uma abordagem de planeamento cirúrgico minimamente invasiva que utiliza dados clínicos digitais para diagnosticar, selecionar procedimentos e planear o tratamento, incluindo a previsão de potenciais resultados. O principal objetivo do VSP é simplificar o fluxo de trabalho clínico, mas também pode ser utilizado para o planeamento pré-cirúrgico, reduzindo o tempo cirúrgico e visualizando as condições pós-operatórias [59].

O planeamento pré-operatório da cirurgia ortognática inclui a utilização de radiografias 2D, bem como de modelos 2D de procedimentos cirúrgicos. No entanto, estudos[60, 61] demonstraram que esta abordagem tem limitações, particularmente para pacientes com deformidades e assimetrias faciais significativas. As imagens cefalométricas 2D não fornecem informações completas sobre as configurações 3D. As simulações cirúrgicas assistidas por computador, utilizando imagens de TCFC, revolucionaram a prática ortodôntica e foram adaptadas aos procedimentos cirúrgicos ortognáticos para permitir o exame cefalométrico, a simulação cirúrgica e a formação de splints[62, 63].

De acordo com um estudo, as técnicas assistidas por computador permitiram a correção precisa de malformações da maxila com uma variação de guinada, o alinhamento do segmento proximal e do segmento distal, e a restauração da simetria mandibular[64]. Outros estudos concluíram que os resultados do planeamento ortognático virtual são esteticamente agradáveis, a satisfação do paciente é elevada, a tradução do plano de tratamento é precisa e a operação em si é mais simples e segura[42, 65]. Os estudos analisados foram realizados com TC e TCFC. As vantagens óbvias da TC versus TCFC foram a melhor identificação dos tecidos moles e a redução da distorção da imagem na presença de elementos metálicos. A qualidade da imagem, a posição supina do doente e as doses de radiação mais elevadas foram as principais desvantagens [66, 67].

Foram desenvolvidos protocolos para o planeamento cirúrgico virtual 3D (3D-VSP) em várias disciplinas cirúrgicas, incluindo a reconstrução de traumas faciais complexos, a oncologia da cabeça e do pescoço, a implantologia dentária, a neurocirurgia e a ortopedia (Berrone et al., 2016; Franz et al., 2019; Karkkainen et al., 2018; Rinaldi e Ganz, 2019;

Tetsworth et al., 2017). Os algoritmos iterativos utilizados pelo software 3D-VSP são de processamento pesado e requerem memória de acesso aleatório (RAM) e velocidades de processamento adequadas para serem concluídos num período de tempo razoável. Estão disponíveis vários programas de software de planeamento cirúrgico que integram a Simulação Cirúrgica Assistida por Computador (CASS) e CAD/ CAM de talas de osteotomia oclusal acrílicas personalizadas, guias de corte cirúrgico e placas. Estes programas incluem o ProPlan CMF (Materialise NV, Leuven, Bélgica), o IPS CaseDesigner (KLS Martin, Tuttlingen, Alemanha) e o Accuplan Orthognathic (MedCAD, Dallas, TX, EUA). Uma vez realizado o planeamento através do protocolo padrão do Instituto, iniciou-se o processo de obtenção de imagens 3D para criar um plano de tratamento 3D e fabricar as talas cirúrgicas utilizando CAD/CAM[79].

	Static optical imaging	Video optical imaging	CBCT scan
Instructions to the patient *before* the investigation	Please remove all removable objects (e.g. jewellery) and if your hair is long, tuck it behind your ears or tie it back, away from your face and neck Stand or sit up straight Focus on an imaginary point in the distance at eye level Adopt a neutral, relaxed facial expression Relax your jaw and bring your teeth gently together		
	Try not to blink		Do not move your head or swallow during the scan
Instructions to the patient *during* the investigation	*If non-stereo capture:* 1. Turn your body and face square to the camera 2. Turn your whole body and face left 3. Turn your whole body and face right Smile naturally	*If non-stereo capture:* 1. Turn your body and face square to the camera 2. Turn your whole body and face left 3. Turn your whole body and face right Smile naturally Say your full name and address	*It can be useful to count down the scan in seconds for the patient*

3D-VSP, three-dimensional virtual surgical planning; CBCT, cone beam computed tomography.

Fig:69- Instruções normalizadas para a aquisição de imagens faciais para 3D-VSP: imagens ópticas estáticas (incluindo fotografia clínica), imagens ópticas de vídeo e digitalização CBCT.

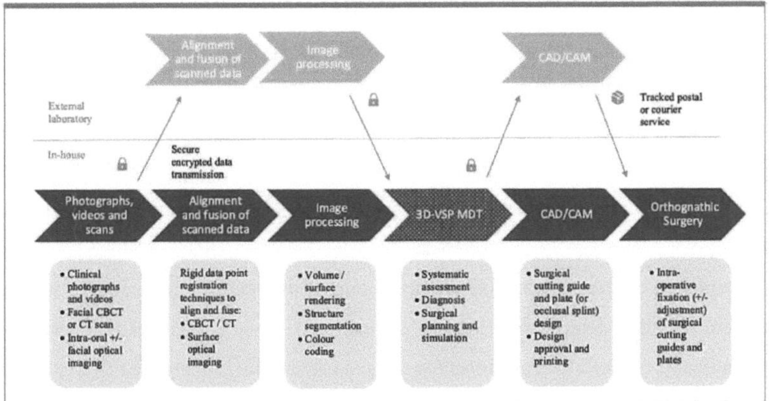

Fig:70- Fluxo de trabalho de planeamento cirúrgico virtual em 3D e a interface externa do laboratório.

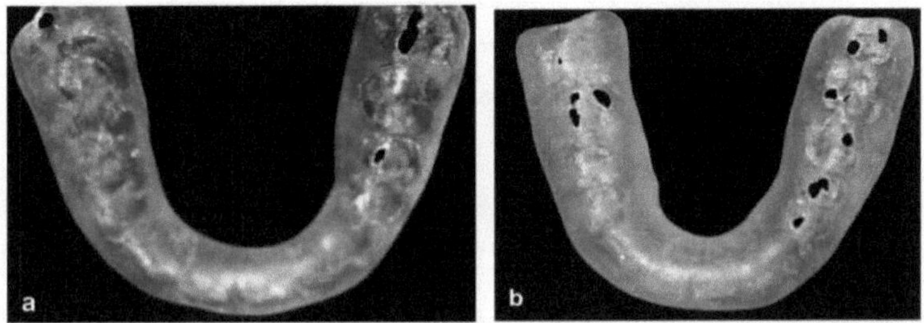

Fig:71- (a) Tala cirúrgica CAD/CAM final. (b) Tala cirúrgica CAD/CAM intermédia

RESUMO

A previsibilidade da resposta dos tecidos moles e das alterações de simetria após a cirurgia ortognática é limitada, particularmente nas áreas maxilar e médio-facial, devido às fracas correlações entre as alterações nos tecidos duros e moles nestas regiões. Em contraste, a face inferior e a região mandibular apresentam fortes correlações entre as alterações dos tecidos duros e moles, tornando os resultados mais previsíveis nessas áreas. Nas últimas décadas, a proliferação de tecnologias tridimensionais tem sido extraordinária, com um impacto significativo em várias áreas de aplicação. A abordagem das deformidades dentofaciais requer normalmente uma combinação de estratégias ortodônticas e cirúrgicas. Procedimentos como a osteotomia Le Fort I (LFI), a osteotomia sagital bilateral dividida (BSSO), a osteotomia intra-oral vertical do ramo (IVRO), a osteotomia sagital dividida do ramo (SSRO), a cirurgia bimaxilar e a genioplastia são frequentemente utilizados para dar resposta às necessidades específicas dos pacientes que apresentam estas condições. O planeamento destas intervenções tem-se baseado frequentemente em métodos bidimensionais. Os avanços nos gráficos 3D e nas ferramentas de imagiologia permitem agora a exploração do planeamento cirúrgico e a antecipação das consequências de várias estratégias clínicas. Além disso, os cirurgiões podem empregar a tecnologia laser 3D para digitalização e mapeamento da superfície facial, uma ferramenta vital para enfatizar os efeitos das alterações na estética facial. Esta tecnologia ajuda os cirurgiões não só a identificar os procedimentos cirúrgicos adequados, mas também a determinar o âmbito e a orientação das manobras cirúrgicas necessárias para abordar a dismorfologia facial.

Tem havido um notável aumento de interesse no que respeita à antecipação da forma como os tecidos moles respondem aos movimentos dos tecidos duros. Vários algoritmos foram criados e integrados em pacotes de software comercialmente acessíveis para prever alterações tridimensionais nos tecidos moles faciais. Foram investigados vários métodos para prever as respostas dos tecidos moles, sendo o modelo massa-mola (MSM), o modelo de elementos finitos (FEM) e o modelo de tensor de massa (MTM) as técnicas mais utilizadas. Consequentemente, recomenda-se a avaliação da precisão da previsão dos tecidos moles, particularmente nos casos de correção cirúrgica da assimetria facial, em que o planeamento da previsão bidimensional (2D) oferece uma utilidade limitada.

REFERÊNCIAS

1. Bergman RT. Análise facial cefalométrica de tecidos moles. American Journal of Orthodontics and Dentofacial Orthopedics (Jornal Americano de Ortodontia e Ortopedia Facial). 1999 Oct 1;116(4):373-89.
2. Khechoyan DY. Cirurgia ortognática: considerações gerais. InSeminars in plastic surgery 2013 Aug (Vol. 27, No. 03, pp. 133-136). Thieme Medical Publishers.
3. Ruggiero F, Borghi A, Bevini M, Badiali G, Lunari O, Dunaway D, Marchetti C. Previsão de tecidos moles em cirurgia ortognática: Melhorar a precisão através de detalhes anatómicos. Plos one. 2023 Nov 27;18(11):e0294640.
4. Rustemeyer J, Martin A. Resposta dos tecidos moles em pacientes de cirurgia ortognática tratados por osteotomia bimaxilar: cefalometria comparada com fotogrametria 2-D. Oral and maxillofacial surgery. 2013 Mar;17:33-41.
5. Olivetti EC, Nicotera S, Marcolin F, Vezzetti E, Sotong JP, Zavattero E, Ramieri G. Metodologias de previsão de tecidos moles em 3D para cirurgia ortognática - uma revisão da literatura. Applied Sciences. 2019 Oct 26;9(21):4550.
6. Eckhardt CE, Cunningham SJ. Quão previsível é a cirurgia ortognática? O Jornal Europeu de Ortodontia. 2004 Jun 1;26(3):303-9.
7. Steinbacher DM, editor. Cirurgia ortognática estética e rinoplastia. John Wiley & Sons; 2019 maio 21.
8. Naini FB, Gill DS, editores. Cirurgia ortognática: princípios, planeamento e prática. John Wiley & Sons; 6 de fevereiro de 2017.
9. Alam MK, Kassab M, Alroudhan IE, Alabid IA, Alruwaili MF, NafeaAlsharari K, FadhelMusaadAlsharari M, Alruwaili MM, AbdulelahFayadhAlrashed M. Cephalometrics For Orthognathic Surgery (Cogs) Analysis For Saudi Arabian Adults. Jornal Europeu de Medicina Molecular e Clínica. 2020;7(06):2020.
10. Grummons DC, Van de Coppello MK. Uma análise da assimetria frontal. Journal of clinical orthodontics: JCO. 1987 Jul;21(7):448-65.
11. Holdaway RA. Uma análise cefalométrica dos tecidos moles e a sua utilização no planeamento do tratamento ortodôntico. Parte I. Revista Americana de Ortodontia. 1983 Jul 1;84(1):1-28.
12. Reyneke, J.P.J.O. e M.S. Clinics, *Reoperative orthognathic surgery.* 2011. 23(1): p. 73-92.

13. Mundluru T, Almukhtar A, Ju X, Ayoub A. A precisão da previsão tridimensional das alterações dos tecidos moles após a correção cirúrgica da assimetria facial : Um conceito inovador. Jornal Internacional de Cirurgia Oral e Maxilofacial. 2017 Nov 1;46(11):1517-24.
14. Caminiti M, Han MD. Digital Data Acquisition and Treatment Planning in Orthognathic Surgery (Aquisição de dados digitais e planeamento do tratamento em cirurgia ortognática). InPeterson's Principles of Oral and Maxillofacial Surgery 2022 Aug 9 (pp. 1767-1799). Cham: Springer International Publishing.
15. Reyneke JP, Ferretti C. Diagnóstico e planeamento em cirurgia ortognática. Cirurgia oral e maxilofacial para o clínico. 2021:1437-62a.
16. Hammoudeh JA, Howell LK, Boutros S, Scott MA, Urata MM. Estado atual do planeamento cirúrgico para cirurgia ortognática: métodos tradicionais versus planeamento cirúrgico 3D. Cirurgia plástica e reconstrutiva-Global Open. 2015 Feb 1;3(2):e307.
17. Apostolakis D, Michelinakis G, Kamposiora P, Papavasiliou G. O estado atual da cirurgia ortognática assistida por computador: Uma revisão narrativa. Journal of Dentistry. 2022 abril 1;119:104052.
18. Farrell BB. Evolução da gestão das deformidades dentofaciais com planeamento digital e fixação específica do paciente. Atlas Oral Maxillofac Surg Clin North Am. 2020 Sep 1;28(2):59-71.
19. Elnagar MH, Aronovich S, Kusnoto B. Digital Workflow for Combined Orthodontics and Orthognathic Surgery. Orthodontics for Oral and Maxillofacial Surgery Patient, uma edição das Clínicas de Cirurgia Oral e Maxilofacial da América do Norte, E-Book: Orthodontics for Oral and Maxillofacial Surgery Patient, uma edição das Clínicas de Cirurgia Oral e Maxilofacial da América do Norte, E-Book. 2019 Nov 4;32(1):1.
20. Al-Nimry SS, Daghmash RM. Impressão tridimensional e suas aplicações centradas em microagulhas para administração de medicamentos. Pharmaceutics. 2023 May 25;15(6):1597.
21. Zoabi A, Redenski I, Oren D, Kasem A, Zigron A, Daoud S, Moskovich L, Kablan F, Srouji S. Impressão 3D e planeamento cirúrgico virtual em cirurgia oral e maxilofacial. Jornal de Medicina Clínica. 2022 Apr 24;11(9):2385.

22. Hoang D, Perrault D, Stevanovic M, Ghiassi A. Surgical applications of threedimensional printing: a review of the current literature & how to get started. Anais da medicina translacional. 2016 Dec;4(23).
23. Pillai S, Upadhyay A, Khayambashi P, Farooq I, Sabri H, Tarar M, Lee KT, Harb I, Zhou S, Wang Y, Tran SD. Impressão 3D dentária: transferência de arte dos laboratórios para as clínicas. Polímeros. 2021 Jan 4;13(1):157.
24. Lee SJ, Yoo JY, Woo SY, Yang HJ, Kim JE, Huh KH, Lee SS, Heo MS, Hwang SJ, Yi WJ. Um fluxo de trabalho digital completo para planeamento, simulação e avaliação em cirurgia ortognática. Jornal de Medicina Clínica. 2021 Sep 3;10(17):4000.
25. Sun Y, Luebbers HT, Agbaje JO, Schepers S, Vrielinck L, Lambrichts I, Politis C. Precisão do posicionamento do maxilar superior com fabrico de tala intermédia após planeamento virtual em cirurgia ortognática bimaxilar. Jornal de Cirurgia Craniofacial. 2013 Nov 1;24(6):1871-6.
26. Sun Z, Wong YH, Yeong CH. Modelos de baixo custo impressos em 3D específicos do paciente na educação médica e na prática clínica. Micromachines. 2023 Feb 16;14(2):464.
27. Zalavras CG. Princípios gerais de planeamento pré-operatório. Técnicas de Redução e Fixação de Fraturas: Upper Extremities. 2018:77-85.
28. Lin HH, Lonic D, Lo LJ. Impressão 3D em cirurgia ortognática - Uma revisão da literatura. Jornal da Associação Médica de Formosan. 2018 Jul 1;117(7):547-58.
29. Shaheen E, Coopman R, Jacobs R, Politis C. Talas intermédias 3D optimizadas e virtualmente planeadas para cirurgia ortognática bimaxilar: um estudo de validação clínica em 20 pacientes. Jornal de Cirurgia Cranio-Maxilo-Facial. 2018 Sep 1;46(9):1441-7.
30. Hanafy M, Akoush Y, Abou-ElFetouh A, Mounir RM. Precisão da transferência do plano digital ortognático utilizando guias de corte específicos do paciente e osteossíntese versus cirurgia mista analógico-digitalmente planeada: um ensaio clínico controlado e aleatório. Revista internacional de cirurgia oral e maxilofacial. 2020 Jan 1;49(1):62-8.
31. Thurzo A, Urbanová W, Neuschlová I, Paouris D, Cverha M. Uso de digitalização ótica e impressão 3D para fabricar aparelhos personalizados para pacientes com

distúrbios craniofaciais. InSeminars in Orthodontics 2022 Jun 1 (Vol. 28, No. 2, pp. 92-99). WB Saunders.

32. Costan VV, Nicolau A, Sulea D, Ciofu ML, Boisteanu O, Popescu E. O impacto da tecnologia 3D na otimização do tratamento de fracturas do terço médio da face - foco no osso zigomático. Jornal de Cirurgia Oral e Maxilofacial. 2021 Apr 1;79(4):880-91.
33. Fan B, Chen H, Sun YJ, Wang BF, Che L, Liu SY, Li GY. Efeitos clínicos da cirurgia reconstrutiva personalizada assistida por impressão 3-D para fracturas orbitais blowout. Arquivo de Graefe para Oftalmologia Clínica e Experimental. 2017 Oct;255(10):2051-7.
34. Pang SS, Fang C, Chan JY. Aplicação da tecnologia de impressão tridimensional na reconstrução de fratura do pavimento orbital. Trauma Case Reports. 2018 Oct 1;17:23-8.
35. Pillai S, Upadhyay A, Khayambashi P, Farooq I, Sabri H, Tarar M, Lee KT, Harb I, Zhou S, Wang Y, Tran SD. Impressão 3D dentária: transferência de arte dos laboratórios para as clínicas. Polímeros. 2021 Jan 4;13(1):157.
36. AlOtaibi NM, Ayoub AF. Planeamento cirúrgico ortognático assistido digitalmente: Definition, History, and Innovation. InEmerging Technologies in Oral and Maxillofacial Surgery 2023 Jul 26 (pp. 169-198). Singapura: Springer Nature Singapore.
37. Dankowski R, Baszko A, Sutherland M, Firek L, Kalmucki P, Wroblewska K, Szyszka A, Groothuis A, Siminiak T. Impressão de modelos cardíacos em 3D para preparação de intervenções estruturais percutâneas: descrição da tecnologia e relato de caso. Jornal Polaco do Coração (Kardiologia Polska). 2014;72(6):546-51.
38. Lin HH, Lo LJ. Simulação cirúrgica tridimensional assistida por computador e navegação intra-operatória em cirurgia ortognática: uma revisão da literatura. Journal of the Formosan Medical Association. 2015 Apr 1;114(4):300-7.
39. Tanikawa C, Shintaku Y, Yoshikawa H, Yamashiro T. Um novo método de sobreposição da dentição em imagens de tomografia computorizada de feixe cónico da mucosa palatina revestida com sulfato de bário. Ortodontia Clínica e Investigativa. 2022 Jan 2;81(1):28-33.
40. Barone, S., A. Paoli, e A.V.J.P.o.t.I.o.M.E. Razionale, Parte H: Journal of

Engineering in Medicine, Modelação assistida por computador de tecidos maxilofaciais tridimensionais através de imagens multimodais. 2013. **227**(2): p. 89-104.

41. Park TJ, Lee SH, Lee KS. Um método para a sobreposição da arcada dentária mandibular usando tomografia computadorizada de feixe cônico 3D e modelo digital ortodôntico 3D. Jornal coreano de ortodontia. 2012 Aug;42(4):169.
42. Lin XZ, Chen TT, Liu JQ, Jiang TF, Yu DD, Shen SG. Sobreposição baseada em pontos de um modelo dentário digital num crânio de tomografia computorizada tridimensional: um estudo de precisão in vitro. Jornal Britânico de Cirurgia Oral e Maxilofacial. 2015 Jan 1;53(1):28-33.
43. Kim BC, Lee CE, Park W, Kang SH, Zhengguo P, Yi CK, Lee SH. Precisão da integração de modelos dentários digitais e imagens de tomografia computorizada tridimensional através do registo sequencial sem marcadores baseado em pontos e superfícies. Oral Surgery, Oral Medicine, Oral Pathology, Oral Radiology, and Endodontology. 2010 Sep 1;110(3):370-8.
44. Noh H, Nabha W, Cho JH, Hwang HS. Precisão do registo na integração de imagens dentárias digitalizadas a laser em imagens de tomografia computorizada de feixe cónico maxilofacial. American Journal of Orthodontics and Dentofacial Orthopedics (Jornal Americano de Ortodontia e Ortopedia Facial). 2011 Oct 1;140(4):585-91.
45. Park JH, Hwang CJ, Choi YJ, Houschyar KS, Yu JH, Bae SY, Cha JY. Registo de modelos dentários digitais e imagens de tomografia computorizada de feixe cónico utilizando software de planeamento tridimensional: Comparação da exatidão de acordo com os métodos de digitalização e o software. American Journal of Orthodontics and Dentofacial Orthopedics (Jornal Americano de Ortodontia e Ortopedia Facial). 2020 Jun 1;157(6):843-51.
46. Nilsson J, Richards RG, Thor A, Kamer L. Registo virtual da mordida utilizando digitalização intra-oral, TC e CBCT: avaliação in vitro de um novo método e suas implicações para a cirurgia ortognática. Journal of Cranio-Maxillofacial Surgery. 2016 Sep 1;44(9):1194-200.
47. de Waard O, Baan F, Verhamme L, Breuning H, Kuijpers-Jagtman AM, Maal T. Um novo método para a fusão de exames intra-orais e exames de tomografia computorizada de feixe cónico para planeamento de cirurgia ortognática. Jornal de

Cirurgia Cranio-Maxilo-Facial. 2016 Feb 1;44(2):160-6.

48. Ballard DH, Trace AP, Ali S, Hodgdon T, Zygmont ME, DeBenedectis CM, Smith SE, Richardson ML, Patel MJ, Decker SJ, Lenchik L. Aplicações clínicas da impressão 3D: cartilha para radiologistas. Radiologia académica. 2018 Jan 1;25(1):52-65.
49. Zheng YX, Yu DF, Zhao JG, Wu YL, Zheng B. Modelos impressos em 3D vs. imagens renderizadas em 3D: o que é melhor para o planeamento pré-operatório? Journal of surgical education. 2016 May 1;73(3):518-23.
50. Engel M, Hoffmann J, Castrillon-Oberndorfer G, Freudlsperger C. O valor da modelação de impressão tridimensional para a correção cirúrgica do hipertelorismo orbital. Cirurgia oral e maxilofacial. 2015 Mar;19:91-5.
51. Nkenke E, Eitner S. Reabilitação hemimaxilar complexa com um retalho de fíbula pré-fabricado e uma férula cirúrgica moldada a vácuo baseada em gesso. The Journal of Prosthetic Dentistry. 2014 Jun 1;111(6):521-4.
52. Hosny A, Keating SJ, Dilley JD, Ripley B, Kelil T, Pieper S, Kolb D, Bader C, Pobloth AM, Griffin M, Nezafat R. Do diagnóstico melhorado ao planeamento pré-cirúrgico: impressão 3D multimaterial de alta resolução e funcionalmente graduada de conjuntos de dados tomográficos biomédicos. Impressão 3D e fabrico aditivo. 2018 Jun 1;5(2):103-13.
53. Chai G, Tan A, Yao CA, Magee III WP, Junjun P, Zhu M, Bogari M, Hsu Y, Xu H, Zhang Y. Treating Parry-Romberg syndrome using three-dimensional scanning and printing and the anterolateral thigh dermal adipofascial flap. Jornal de Cirurgia Craniofacial. 2015 Sep 1;26(6):1826-9.
54. Mendez BM, Chiodo MV, Patel PA. Impressão tridimensional personalizada "no consultório" para planeamento cirúrgico virtual em cirurgia craniofacial. Jornal de Cirurgia Craniofacial. 2015 Jul 1;26(5):1584-6.
55. Singh GD, Singh M. Virtual surgical planning: modeling from the present to the future (Planeamento cirúrgico virtual: modelação do presente para o futuro). Jornal de medicina clínica. 2021 Nov 30;10(23):5655.
56. Ho CT, Lin HH, Liou EJ, Lo LJ. A simulação cirúrgica tridimensional melhora o planeamento da correção do prognatismo e da assimetria facial: Um estudo qualitativo e quantitativo. Relatórios científicos. 2017 Jan 10;7(1):40423.

57. Seres L, Varga E, Kocsis A, Rasko Z, Bago B, Varga E, Piffko J. Correção de uma assimetria facial grave com planeamento computorizado e com a utilização de uma férula cirúrgica de prototipagem rápida: um relato de caso/artigo técnico. Head & Face Medicine. 2014 Dec;10:1-9.
58. Sun Y, Luebbers HT, Agbaje JO, Schepers S, Vrielinck L, Lambrichts I, Politis C. Precisão do posicionamento do maxilar superior com fabrico de tala intermédia após planeamento virtual em cirurgia ortognática bimaxilar. Jornal de Cirurgia Craniofacial. 2013 Nov 1;24(6):1871-6.
59. Adolphs N, Haberl EJ, Liu W, Keeve E, Menneking H, Hoffmeister B. Virtual planning for craniomaxillofacial surgery-7 years of experience (Planeamento virtual para cirurgia craniomaxilofacial-7 anos de experiência). Jornal de Cirurgia Cranio-Maxilo-Facial. 2014 Jul 1;42(5):e289-95.
60. Hsu SS, Gateno J, Bell RB, Hirsch DL, Markiewicz MR, Teichgraeber JF, Zhou X, Xia JJ. Precisão de um protocolo de simulação cirúrgica assistida por computador para cirurgia ortognática: um estudo prospetivo multicêntrico. Jornal de Cirurgia Oral e Maxilofacial. 2013 Jan 1;71(1):128-42.
61. Lin HH, Chang HW, Lo LJ. Desenvolvimento de guias de posicionamento personalizados utilizando a tecnologia de fabrico e desenho assistido por computador para cirurgia ortognática. Revista internacional de radiologia e cirurgia assistida por computador. 2015 Dec;10:2021- 33.
62. Guijarro-Martínez R, Swennen G. Imagens de tomografia computorizada de feixe cónico e análise das vias aéreas superiores: uma revisão sistemática da literatura. Revista internacional de cirurgia oral e maxilofacial. 2011 Nov 1;40(11):1227-37.
63. Lechuga L, Weidlich GA. TC de feixe cónico vs. TC de feixe em leque: uma comparação da qualidade da imagem e da dose administrada entre duas modalidades de imagem de TC diferentes. Cureus. 2016 Sep 12;8(9).
64. Resnick CM, Inverso G, Wrzosek M, Padwa BL, Kaban LB, Peacock ZS. Existe uma diferença de custo entre o planeamento cirúrgico padrão e virtual para a cirurgia ortognática? Jornal de Cirurgia Oral e Maxilofacial. 2016 Sep 1;74(9):1827-33.
65. Steinhuber T, Brunold S, Gartner C, Offermanns V, Ulmer H, Ploder O. O planeamento cirúrgico virtual em cirurgia ortognática é mais rápido do que o planeamento convencional? Uma análise do tempo e do fluxo de trabalho de um fluxo

de trabalho baseado no consultório para cirurgia de mandíbula simples e dupla. Jornal de Cirurgia Oral e Maxilofacial. 2018 Feb 1;76(2):397-407.

66. Park SY, Hwang DS, Song JM, Kim UK. Comparação do tempo e custo entre o planeamento cirúrgico convencional e o planeamento cirúrgico virtual em cirurgia ortognática na Coreia. Cirurgia plástica e reconstrutiva maxilofacial. 2021 Jun 21;43(1):18.
67. Tarsitano A, Battaglia S, Crimi S, Ciocca L, Scotti R, Marchetti C. É economicamente viável um método de conceção e fabrico assistido por computador para a reconstrução mandibular? Journal of Cranio-Maxillofacial Surgery. 2016 Jul 1;44(7):795-9.
68. Kim BC, Lee CE, Park W, Kim MK, Zhengguo P, Yu HS, Yi CK, Lee SH. Experiências clínicas de cirurgia de modelo digital e a pastilha de prototipagem rápida para cirurgia ortognática maxilar. Oral Surgery, Oral Medicine, Oral Pathology, Oral Radiology, and Endodontology (Cirurgia Oral, Medicina Oral, Patologia Oral, Radiologia Oral e Endodontologia). 2011 Mar 1;111(3):278-85.
69. Jawahar A, Maragathavalli G. Aplicações da impressão 3D em medicina dentária - uma revisão. Jornal de Ciências Farmacêuticas e Investigação. 2019 May 1;11(5):1670-5.
70. King BJ, Park EP, Christensen BJ, Danrad R. A impressão tridimensional no local e a adaptação pré-operatória diminuem o tempo operatório para a reparação de fracturas mandibulares. Jornal de Cirurgia Oral e Maxilofacial. 2018 Sep 1;76(9):1950-e1.
71. Heufelder M, Wilde F, Pietzka S, Mascha F, Winter K, Schramm A, Rana M. Precisão clínica do posicionamento maxilar sem wafer utilizando guias cirúrgicos personalizados e osteossíntese específica do paciente em cirurgia ortognática bimaxilar. Jornal de Cirurgia Cranio-Maxilo-Facial. 2017 Sep 1;45(9):1578-85.
72. Ter Horst R, van Weert H, Loonen T, Bergé S, Vinayahalingam S, Baan F, Maal T, de Jong G, Xi T. Planeamento virtual tridimensional na cirurgia de avanço mandibular: Previsão de tecidos moles com base na aprendizagem profunda. Jornal de Cirurgia Cranio-Maxilo-Facial. 2021 Sep 1;49(9):775-82.
73. Arnett GW, Bergman RT. Facial keys to orthodontic diagnosis and treatment planning. Parte I. Revista americana de ortodontia e ortopedia dento-facial. 1993 Abr 1;103(4):299-312

74. Swennen GR, Mollemans W, Schutyser F. Planeamento do tratamento tridimensional da cirurgia ortognática na era da imagem virtual. Jornal de cirurgia oral e maxilofacial. 2009 Oct 1;67(10):2080-92.

75. Marchetti C, Bianchi A, Muyldermans L, Di Martino M, Lancellotti L, Sarti A. Validação de um novo software de tecidos moles no planeamento da cirurgia ortognática. Revista internacional de cirurgia oral e maxilofacial. 2011 Jan 1;40(1):26-32.

76. Jung J, Lee CH, Lee JW, Choi BJ. Avaliação tridimensional dos tecidos moles após cirurgia ortognática. Medicina de cabeça e rosto. 2018 Dec;14:1-8.

77. Knoops PG, Borghi A, Ruggiero F, Badiali G, Bianchi A, Marchetti C, Rodriguez-Florez N, Breakey RW, Jeelani O, Dunaway DJ, Schievano S. Uma nova metodologia de previsão de tecidos moles para cirurgia ortognática baseada na modelação probabilística de elementos finitos. PloS one. 2018 May 9;13(5):e0197209.

78. Rasteau S, Sigaux N, Louvrier A, Bouletreau P. Tecnologias de aquisição tridimensional de tecidos moles faciais - Aplicações e perspectivas na cirurgia ortognática. Jornal de Estomatologia, Cirurgia Oral e Maxilofacial. 2020 Dec 1;121(6):721-8.

79. Centenero SA, Hernández-Alfaro F. Planeamento 3D em cirurgia ortognática: Talas cirúrgicas CAD/CAM e previsão dos resultados dos tecidos moles e duros - a nossa experiência em 16 casos. Journal of Cranio-Maxillofacial Surgery. 2012 Feb 1;40(2):162-8.

80. Donaldson CD, Manisali M, Naini FB. Planeamento cirúrgico virtual tridimensional (3D-VSP) em cirurgia ortognática: Vantagens, desvantagens e armadilhas. Journal of Orthodontics. 2021 Mar;48(1):52-63.

81. Reyneke JP, Sullivan SM. Fundamentos da cirurgia ortognática. Chicago: Quintessence; 2003 Jan.

82. Ramanathan M, Panneerselvam E, Parameswaran A, Kanno T. Genioplastia em cirurgia ortognática contemporânea. Clínicas de Cirurgia Oral e Maxilofacial. 2023 Feb 1;35(1):97-114.

83. Hernández-Alfaro F, Valls-Ontañón A. Considerações estéticas em cirurgia ortofacial. Clínicas de Cirurgia Oral e Maxilofacial. 2023 Feb 1;35(1):1-0.

84. Gaffar SA, Barakat A, Shehab MF, Shindy I. Análise Tridimensional de Tecidos Moles de Pacientes de Classe III Esquelética Após Cirurgia Ortognática Bimaxilar Utilizando Scanner de Superfície a Laser. Jornal de Resultados Negativos Farmacêuticos. 2022 Nov 10:1340-4.

85. Baik HS, Kim SY. Alterações dos tecidos moles faciais em pacientes de cirurgia ortognática de Classe III esquelética analisadas com varredura a laser tridimensional. Jornal americano de ortodontia e ortopedia dento-facial. 2010 Aug 1;138(2):167-78.

86. Palaskar JN, Murali R, Bansal S. Definição de relação cêntrica: uma perspetiva histórica e contemporânea da prótese dentária. O Jornal da Sociedade Indiana de Dentisteria Protética. 2013 Sep;13:149-54.

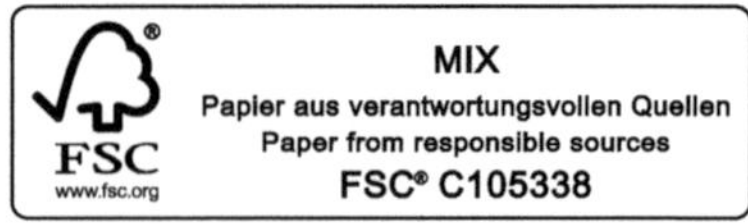

Printed by Books on Demand GmbH, Norderstedt / Germany